Gröna maträtter 2023

En kokbok för en hälsosam och hållbar livsstil

Anneli Jansson

Copyright 2023

Alla rättigheter förbehållna

Alla rättigheter förbehållna. Ingen del av denna bok får reproduceras eller kopieras i någon form eller på något sätt, elektroniskt eller mekaniskt, inklusive fotokopiering, inspelning eller genom något system för informationslagring och -hämtning, utan skriftligt tillstånd från förlaget, förutom inkluderandet av korta citat i en recension.

Varning-Ansvarsfriskrivning

Syftet med informationen i denna bok är att vara så korrekt som möjligt. Författaren och utgivaren ska inte ha vare sig ansvar eller ansvar gentemot någon med avseende på förlust eller skada som orsakas, eller påstås vara orsakad, direkt eller indirekt av informationen i denna bok.

Innehållsförteckning

Introduktion 14

GRÖNSAKER OCH SÄTT 19

Vin- och citronbräserade kronärtskockor 20

. Rostade morötter med örter 22

Lättbräserade gröna bönor 24

Bräserad grönkål med sesamfrön 26

Vinterrostade grönsaker 29

Traditionell marockansk Tagine 31

Kineskål Woka 33

Sauterad blomkål med sesamfrön 35

Söta mosade morötter 37

Sauterade kålrotsgröna 39

Yukon Gold Potatismos 41

Aromatisk sauterad mangold 43

Klassisk sauterad paprika 45

Mosade rotfrukter 47

. Rostad Butternut Squash 49

Sauterade Cremini-svampar 51

Rostad sparris med sesamfrön 53

Auberginegryta i grekisk stil 55

Keto blomkålsris 57

Lätt Garlicky Kale 59

Kronärtskockor bräserade i citron och olivolja 61

Rosmarin och vitlöksrostade morötter 62

Gröna bönor i medelhavsstil 65

Rostade trädgårdsgrönsaker 67

. Lättrostad kålrabbi 69

Blomkål med Tahinisås 71

Ört Blomkålsmos 73

Vitlöks- och örtsvamppanna 75

Panstekt sparris 77

Ingefärsmorotsmos 79

Rostade kronärtskockor i medelhavsstil 81

Bräserad grönkål i thailändsk stil 84

Silkeslen kålrabbipuré 86

Gräddad sauterad spenat 88

Aromatisk sauterad kålrabbi 90

Klassisk bräserad kål 92

Sauterade morötter med sesamfrön 94

Rostade morötter med Tahinisås 96

Rostad blomkål med örter 98

Krämig Rosemary Broccoli Mash 101

Enkel mangoldpanna 103

Vinbräserad grönkål 105

French Haricots Verts 107

Smörig kålrotsmos 109

Sauterad zucchini med örter 111

Mosad sötpotatis 113

Sherry Roasted King Trumpet 116

Rödbets- och potatispuré 118

Kryddade blomkålsbitar 120

Potatistårta i schweizisk stil (Rösti) 122

Gräddad vegansk "tonfisk" sallad 124

Traditionella Hanukkah Latkes 126

Thanksgiving örtsås 128

Mormors Cornichon Relish 130

Chutney av äpple och tranbär 132

Hemlagat äppelsmör 134

Hemlagat jordnötssmör 136

Rostat pepparpålägg 138

Klassiskt veganskt smör 141

Zucchinipannkakor i medelhavsstil 142

Traditionellt norskt tunnbröd (Lefse) 144

Grundläggande cashewsmör 146

Äppel- och mandelsmörbollar 147

Råblandad bärsylt 149

Grundläggande hemlagad tahini 151

Hemlagad grönsaksfond 153

10-minuters grundläggande karamell 156

Nötig Choklad Fudge Spread 157

Cashew färskost 159

Hemlagad chokladmjölk 161

Traditionell koreansk Buchimgae 162

Enkel hemlagad Nutella 164

Läckert citronsmör 166

Mammas blåbärssylt 168

Äkta spansk tortilla 170

Traditionell vitryska Draniki 172

Medelhavs tomatsås 175

Peppar och gurka Relish 177

Hemlagat mandelsmör 179

Mangochutney i indisk stil 181

Lätt grönsakspajeon 183

Hälsosamt chokladjordnötssmör 185

Chokladvalnötspålägg 187

Pecannöt och aprikossmör 189

Kanelplommonkonserver 191

Mellanöstern Tahini Spread 193

Vegansk ricottaost 195

Superlätt mandelmjölk 197

Hemgjord vegansk yoghurt 199

Sydasiatiska Masala Paratha 202

Traditionell svensk Raggmunk 204

Buffelsås med öl 206

Kryddig koriander och mintchutney 208

Kanel Mandelsmör 210

Rainbow grönsakspannkakor 212

Trädgårdstomatrelish 214

Knasigt jordnötssmör 217

Lätt apelsinsmör 219

Kikärtsträdgårdsgrönsaksmedley 221

Varm böndoppsås 223

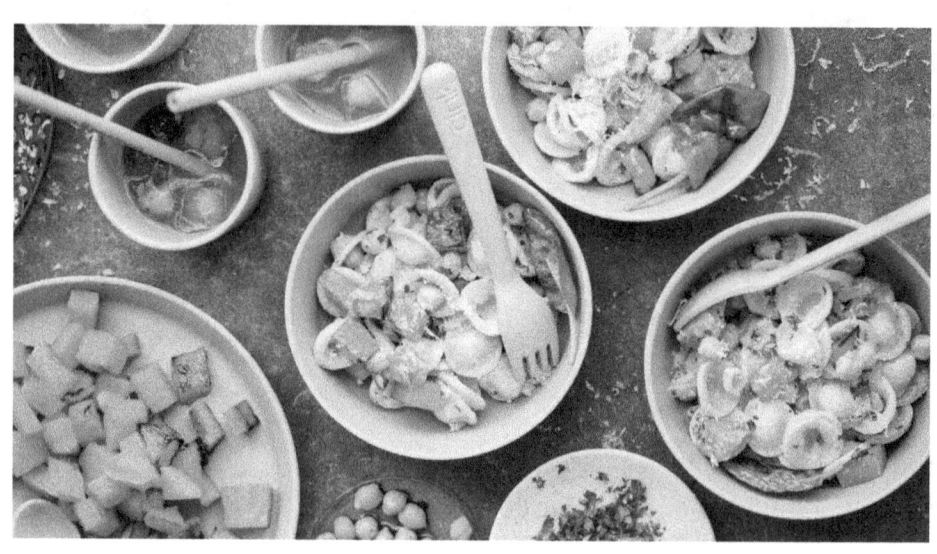

Introduktion

Det är först tills nyligen som fler och fler människor börjar anamma den växtbaserade dietens livsstil. Vad exakt som har dragit tiotals miljoner människor in i denna livsstil är diskutabelt. Det finns dock växande bevis som visar att en livsstil som i första hand växtbaserad kost leder till bättre viktkontroll och allmän hälsa, fri från många kroniska sjukdomar. Vilka är hälsofördelarna med en växtbaserad kost? Som det visar sig är att äta växtbaserat en av de hälsosammaste dieterna i världen. Hälsosam vegansk kost inkluderar massor av färska produkter, fullkorn, baljväxter och hälsosamma fetter som frön och nötter. De är rikliga med antioxidanter, mineraler, vitaminer och kostfibrer. Aktuella vetenskapliga undersökningar påpekade att högre konsumtion av växtbaserad mat är förknippad med en lägre risk för dödlighet av tillstånd som hjärt-kärlsjukdom, typ 2-diabetes, högt blodtryck och fetma. Veganska matplaner är ofta beroende av hälsosamma basvaror och undviker animaliska produkter som är laddade med antibiotika, tillsatser och hormoner. Dessutom kan det vara skadligt för människors hälsa att konsumera en högre andel essentiella aminosyror med animaliskt protein. Eftersom animaliska produkter innehåller mycket 8 mer fett än växtbaserade livsmedel, är det inte en chock att studier har visat att köttätare har nio gånger så hög fetma än veganer. Detta leder oss till nästa punkt, en av de största fördelarna med den veganska kosten – viktminskning. Medan många människor väljer att leva ett veganskt liv av etiska skäl, kosten i sig kan hjälpa dig att uppnå dina viktminskningsmål. Om du kämpar för att flytta över kilon, kanske du vill överväga att prova en växtbaserad kost. Hur exakt? Som vegan kommer du att minska antalet kaloririka livsmedel såsom fullfeta mejeriprodukter, fet fisk, fläsk och andra kolesterolhaltiga livsmedel som ägg. Försök att ersätta sådana livsmedel med fiberrika och proteinrika alternativ som håller dig mättare längre. Nyckeln är att fokusera på näringstäta, rena och naturliga livsmedel och undvika tomma kalorier som socker, mättade fetter och högförädlade livsmedel. Här är några knep som hjälper mig att hålla min vikt på vegansk kost i flera år. Jag äter grönsaker som huvudrätt; Jag konsumerar bra fetter med måtta – ett bra fett som olivolja gör dig inte fet; Jag tränar regelbundet och lagar mat hemma. Njut av! Om du kämpar för att flytta över kilon, kanske du vill överväga att prova en växtbaserad kost. Hur exakt? Som vegan kommer du att minska antalet kaloririka livsmedel såsom fullfeta mejeriprodukter, fet fisk, fläsk och andra kolesterolhaltiga livsmedel som ägg. Försök att ersätta sådana livsmedel med fiberrika och proteinrika alternativ som håller dig mättare längre. Nyckeln är att fokusera på näringstäta, rena och naturliga livsmedel och undvika tomma kalorier som socker, mättade fetter och högförädlade livsmedel. Här är några knep som hjälper mig att hålla min vikt på vegansk kost i flera år. Jag äter grönsaker som huvudrätt; Jag konsumerar bra fetter med måtta – ett bra fett som olivolja gör dig inte fet; Jag tränar regelbundet och lagar mat hemma. Njut av! Om du kämpar för att flytta över kilon, kanske du vill överväga att prova en växtbaserad kost. Hur exakt? Som vegan kommer du att minska antalet kaloririka livsmedel såsom fullfeta mejeriprodukter, fet fisk, fläsk och andra kolesterolhaltiga livsmedel som ägg. Försök att ersätta sådana livsmedel med fiberrika och proteinrika alternativ som håller dig mättare längre. Nyckeln är att fokusera på näringstäta, rena och naturliga livsmedel och undvika tomma kalorier som socker, mättade fetter och högförädlade livsmedel. Här är några knep som hjälper mig att hålla min vikt på vegansk kost i flera år. Jag äter grönsaker som huvudrätt; Jag konsumerar bra fetter med måtta – ett bra fett som olivolja gör dig inte fet; Jag tränar regelbundet och lagar mat hemma. Njut av! Hur exakt? Som vegan kommer du att minska antalet kaloririka livsmedel såsom fullfeta mejeriprodukter, fet fisk, fläsk och andra kolesterolhaltiga livsmedel som ägg. Försök att ersätta sådana livsmedel med fiberrika och proteinrika alternativ som håller dig mättare längre. Nyckeln är att fokusera på näringstäta, rena och naturliga livsmedel och undvika tomma kalorier som socker, mättade fetter och högförädlade livsmedel. Här är några knep som hjälper mig att hålla min vikt på vegansk kost i flera år. Jag äter grönsaker som huvudrätt; Jag konsumerar bra fetter med måtta – ett bra fett som olivolja gör dig inte fet; Jag tränar regelbundet och lagar mat hemma. Njut av! Hur exakt? Som vegan kommer du att minska antalet kaloririka livsmedel såsom fullfeta mejeriprodukter, fet fisk, fläsk och andra kolesterolhaltiga livsmedel som ägg. Försök att ersätta sådana livsmedel med fiberrika och proteinrika alternativ som håller dig mättare längre. Nyckeln är att fokusera på näringstäta, rena och naturliga livsmedel och undvika tomma kalorier som socker, mättade fetter och högförädlade livsmedel. Här är några knep som hjälper mig att hålla min vikt på vegansk kost i flera år. Jag äter grönsaker som huvudrätt; Jag konsumerar bra fetter med måtta – ett bra fett som olivolja gör dig inte fet; Jag tränar regelbundet och lagar mat hemma. Njut av! Försök att ersätta sådana livsmedel med fiberrika och proteinrika alternativ som håller dig mättare längre. Nyckeln är att fokusera på näringstäta, rena och naturliga livsmedel och undvika tomma kalorier som socker, mättade fetter och högförädlade livsmedel. Här är några knep som hjälper mig att hålla min vikt på vegansk kost i flera år. Jag äter grönsaker som huvudrätt; Jag konsumerar bra fetter med måtta – ett bra fett som olivolja gör dig inte fet; Jag tränar regelbundet och lagar mat hemma. Njut av! Försök att ersätta sådana livsmedel med fiberrika och proteinrika alternativ som håller dig mättare längre. Nyckeln är att fokusera på näringstäta, rena och naturliga livsmedel och undvika tomma kalorier som socker, mättade fetter och högförädlade livsmedel. Här är några knep som hjälper mig att hålla min vikt på vegansk kost i flera år. Jag äter grönsaker som huvudrätt; Jag konsumerar bra fetter med måtta – ett bra fett som olivolja gör dig inte fet; Jag tränar regelbundet och lagar mat hemma. Njut av! Jag konsumerar bra fetter med måtta – ett bra fett som olivolja gör dig inte fet; Jag tränar regelbundet och lagar mat hemma. Njut av! Jag konsumerar bra fetter med måtta – ett bra fett som olivolja gör dig inte fet; Jag tränar regelbundet och lagar mat hemma. Njut av!

GRÖNSAKER OCH SÄTT

Vin- och citronbräserade kronärtskockor

(Färdig på cirka 35 minuter | Portioner 4)

Per portion : Kalorier: 228; Fett: 15,4g; Kolhydrater: 19,3 g; Protein: 7,2g

Ingredienser

1 stor citron, färskpressad

1 ½ pund kronärtskockor, putsade, sega yttre blad och chokes borttagna

2 msk myntablad, fint hackade

2 msk korianderblad, fint hackade

2 msk basilikablad, fint hackade

2 vitlöksklyftor, hackade

1/4 kopp torrt vitt vin

1/4 kopp extra virgin olivolja, plus mer för duggregn

Havssalt och nymalen svartpeppar efter smak

Vägbeskrivning

Fyll en skål med vatten och tillsätt citronsaften. Lägg de rengjorda kronärtskockorna i skålen och håll dem helt nedsänkta.

I en annan liten skål, blanda noggrant örterna och vitlöken. Gnid in dina kronärtskockor med örtblandningen.

Häll vinet och olivoljan i en kastrull; tillsätt kronärtskockorna i kastrullen. Låt värmen sjuda och fortsätt att koka under lock i cirka 30 minuter tills kronärtskockorna är knapriga.

För att servera, ringla kronärtskockorna med matlagningsjuicerna, krydda dem med salt och svartpeppar och njut!

. Rostade morötter med örter

(Färdig på cirka 25 minuter | Portioner 4)

Per portion : Kalorier: 217; Fett: 14,4g; Kolhydrater: 22,4g; Protein: 2,3g

Ingredienser

2 pund morötter, putsade och halverade på längden

4 matskedar olivolja

1 tsk granulerad vitlök

1 tsk paprika

Havssalt och nymalen svartpeppar

2 matskedar färsk koriander, hackad

2 msk färsk persilja, hackad

2 msk färsk gräslök, hackad

Vägbeskrivning

Börja med att förvärma ugnen till 400 grader F.

Kasta morötterna med olivolja, granulerad vitlök, paprika, salt och svartpeppar. Lägg dem i ett enda lager på en bakplåtspappersklädd plåt.

Rosta morötterna i den förvärmda ugnen i cirka 20 minuter tills de är mjuka.

Kasta morötterna med de färska örterna och servera genast. Smaklig måltid!

Lättbräserade gröna bönor

(Färdig på cirka 15 minuter | Portioner 4)

Per portion: Kalorier: 207; Fett: 14,5 g; Kolhydrater: 16,5 g; Protein: 5,3g

Ingredienser

4 matskedar olivolja

1 morot, skuren i tändstickor

1 ½ pund gröna bönor, putsade

4 vitlöksklyftor, skalade

1 lager lager

1 ½ dl grönsaksbuljong

Havssalt och mald svartpeppar efter smak

1 citron, skuren i klyftor

Vägbeskrivning

Hetta upp olivoljan i en kastrull på medelhög värme. När de är varma, stek morötterna och haricots verts i cirka 5 minuter, rör om med jämna mellanrum för att främja jämn tillagning.

Tillsätt vitlök och lagerbär och fortsätt fräsa i ytterligare 1 minut eller tills det doftar.

Tillsätt buljong, salt och svartpeppar och fortsätt att sjuda under lock i cirka 9 minuter eller tills haricots verts är mjuka.

Smaka av, justera kryddorna och servera med citronklyftor. Smaklig måltid!

Bräserad grönkål med sesamfrön

(Färdig på cirka 10 minuter | Portioner 4)

Per portion : Kalorier: 247; Fett: 19,9 g; Kolhydrater: 13,9 g; Protein: 8,3g

Ingredienser

1 dl grönsaksbuljong

1 pund grönkål, rengjord, sega stjälkar borttagna, rivna i bitar

4 matskedar olivolja

6 vitlöksklyftor, hackade

1 tsk paprika

Kosher salt och mald svartpeppar, efter smak

4 msk sesamfrön, lätt rostade

Vägbeskrivning

Koka upp grönsaksbuljongen i en kastrull; lägg i grönkålsbladen och låt koka upp värmen. Koka i cirka 5 minuter tills grönkålen har mjuknat; boka.

Hetta upp oljan i samma kastrull på medelvärme. När den är varm, fräs vitlöken i cirka 30 sekunder eller tills den är aromatisk.

Tillsätt den reserverade grönkålen, paprikan, salt och svartpeppar och låt koka ytterligare några minuter eller tills den är genomvärmd.

Garnera med lätt rostade sesamfrön och servera genast. Smaklig måltid!

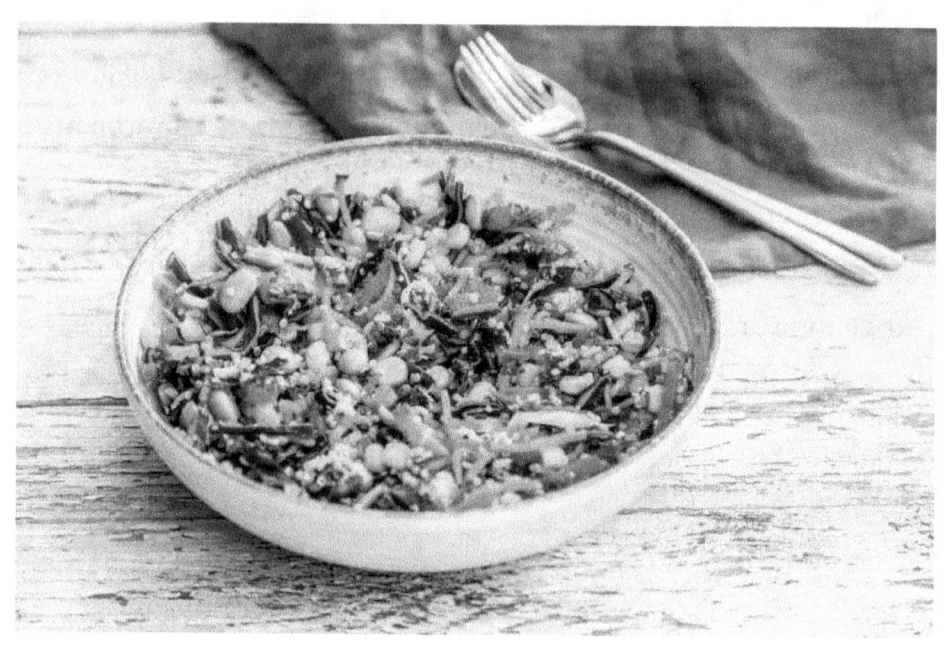

Vinterrostade grönsaker

(Färdig på cirka 45 minuter | Portioner 4)

Per portion: Kalorier: 255; Fett: 14g; Kolhydrater: 31g; Protein: 3g

Ingredienser

1/2 pund morötter, skiva i 1-tums bitar

1/2 pund palsternacka, skiva i 1-tums bitar

1/2 pund selleri, skiva i 1-tums bitar

1/2 pund sötpotatis, skiva i 1-tums bitar

1 stor lök, skiva i klyftor

1/4 kopp olivolja

1 tsk röd paprikaflingor

1 tsk torkad basilika

1 tsk torkad oregano

1 tsk torkad timjan

Havssalt och nymalen svartpeppar

Vägbeskrivning

Börja med att förvärma ugnen till 420 grader F.

Blanda grönsakerna med olivoljan och kryddorna. Lägg dem på en bakplåtspappersklädd långpanna.

Rosta i ca 25 minuter. Rör om grönsakerna och fortsätt att koka i 20 minuter till.

Smaklig måltid!

Traditionell marockansk Tagine

(Färdig på cirka 30 minuter | Portioner 4)

Per portion : Kalorier: 258; Fett: 12,2g; Kolhydrater: 31g; Protein: 8,1g

Ingredienser

3 matskedar olivolja

1 stor schalottenlök, hackad

1 tsk ingefära, skalad och finhackad

4 vitlöksklyftor, hackade

2 medelstora morötter, putsade och hackade

2 medelstora palsternacka, putsade och hackade

2 medelstora sötpotatisar, skalade och tärningar

Havssalt och mald svartpeppar efter smak

1 tsk varm sås

1 tsk bockhornsklöver

1/2 tsk saffran

1/2 tsk kummin

2 stora tomater, mosade

4 dl grönsaksbuljong

1 citron, skuren i klyftor

Vägbeskrivning

Värm olivoljan på medelvärme i en holländsk ugn. När den är varm, fräs schalottenlöken i 4 till 5 minuter tills den är mjuk.

Fräs sedan ingefäran och vitlöken i cirka 40 sekunder eller tills de är aromatiska.

Tillsätt resten av ingredienserna förutom citronen och låt koka upp. Sätt genast upp värmen till en sjud.

Låt det puttra i cirka 25 minuter eller tills grönsakerna har mjuknat. Servera med färska citronklyftor och njut!

Kineskål Woka

(Färdig på cirka 10 minuter | Portioner 3)

Per portion : Kalorier: 228; Fett: 20,7 g; Kolhydrater: 9,2 g; Protein: 4,4g

Ingredienser

3 matskedar sesamolja

1 pund kinakål, skivad

1/2 tsk kinesiskt pulver med fem kryddor

Kosher salt, efter smak

1/2 tsk Szechuan peppar

2 msk sojasås

3 msk sesamfrön, lätt rostade

Vägbeskrivning

Värm sesamoljan i en wok tills den fräser. Stek kålen under omrörning i cirka 5 minuter.

Rör ner kryddorna och sojasåsen och fortsätt att koka, rör om ofta, i cirka 5 minuter till tills kålen är knaprig och aromatisk.

Strö sesamfrön över toppen och servera omedelbart.

Sauterad blomkål med sesamfrön

(Färdig på cirka 15 minuter | Portioner 4)

Per portion : Kalorier: 217; Fett: 17g; Kolhydrater: 13,2g; Protein: 7,1g

Ingredienser

1 dl grönsaksbuljong

1 ½ pund blomkålsbuketter

4 matskedar olivolja

2 stjälkar av salladslök, hackade

4 vitlöksklyftor, hackade

Havssalt och nymalen svartpeppar efter smak

2 msk sesamfrön, lätt rostade

Vägbeskrivning

Koka upp grönsaksbuljongen i en stor kastrull; Tillsätt sedan blomkålen och koka i cirka 6 minuter eller tills gaffeln är mjuk; boka.

Värm sedan olivoljan tills den fräser; Fräs nu salladslöken och vitlöken i cirka 1 minut eller tills den är mjuk och aromatisk.

Lägg i den reserverade blomkålen, följt av salt och svartpeppar; fortsätt att sjuda i ca 5 minuter eller tills den är genomvärmd

Garnera med rostade sesamfrön och servera genast. Smaklig måltid!

Söta mosade morötter

(Färdig på cirka 25 minuter | Portioner 4)

Per portion : Kalorier: 270; Fett: 14,8g; Kolhydrater: 29,2g; Protein: 4,5g

Ingredienser

1 ½ pund morötter, putsade

3 msk veganskt smör

1 dl salladslök, skivad

1 msk lönnsirap

1/2 tsk vitlökspulver

1/2 tsk mald kryddpeppar

Havssalt, efter smak

1/2 kopp sojasås

2 matskedar färsk koriander, hackad

Vägbeskrivning

Ångkoka morötterna i cirka 15 minuter tills de är väldigt möra; dränera väl.

Smält smöret i en sautépanna tills det fräser. Sänk nu värmen för att bibehålla ett ihållande fräsande.

Koka nu salladslöken tills den har mjuknat. Tillsätt lönnsirap, vitlökspulver, mald kryddpeppar, salt och soja i cirka 10 minuter eller tills de är karamelliserade.

Lägg den karamelliserade salladslöken till din matberedare; lägg i morötterna och puré ingredienserna tills allt är väl blandat.

Servera garnerad med färsk koriander. Njut av!

Sauterade kålrotsgröna

(Färdig på cirka 15 minuter | Portioner 4)

Per portion: Kalorier: 140; Fett: 8,8 g; Kolhydrater: 13g; Protein: 4,4g

Ingredienser

2 matskedar olivolja

1 lök, skivad

2 vitlöksklyftor, skivade

1 ½ pund kålrot rengjorda och hackade

1/4 kopp grönsaksbuljong

1/4 kopp torrt vitt vin

1/2 tsk torkad oregano

1 tsk torkade persiljeflingor

Kosher salt och mald svartpeppar, efter smak

Vägbeskrivning

Värm olivoljan på lagom hög värme i en sautépanna.

Fräs nu löken i 3 till 4 minuter eller tills den är mjuk och genomskinlig. Tillsätt vitlöken och fortsätt att koka i 30 sekunder till eller tills den är aromatisk.

Rör ner kålrot, buljong, vin, oregano och persilja; fortsätt fräsa i ytterligare 6 minuter eller tills de har vissnat helt.

Smaka av med salt och svartpeppar efter smak och servera varm. Smaklig måltid!

Yukon Gold Potatismos

(Färdig på cirka 25 minuter | Portioner 5)

Per portion : Kalorier: 221; Fett: 7,9 g; Kolhydrater: 34,1 g; Protein: 4,7g

Ingredienser

2 pund Yukon Gold-potatis, skalad och tärnad

1 vitlöksklyfta, pressad

Havssalt och rödpepparflingor, efter smak

3 msk veganskt smör

1/2 kopp sojamjölk

2 msk salladslök, skivad

Vägbeskrivning

Täck potatisen med en eller två centimeter kallt vatten. Koka potatisen i lätt kokande vatten i ca 20 minuter.

Mosa sedan potatisen tillsammans med vitlök, salt, rödpeppar, smör och mjölk till önskad konsistens.

Servera garnerad med färsk salladslök. Smaklig måltid!

Aromatisk sauterad mangold

(Färdig på cirka 15 minuter | Portioner 4)

Per portion : Kalorier: 124; Fett: 6,7 g; Kolhydrater: 11,1 g; Protein: 5g

Ingredienser

2 msk veganskt smör

1 lök, hackad

2 vitlöksklyftor, skivade

Havssalt och mald svartpeppar, för att smaksätta

1 ½ pund mangold, riven i bitar, hårda stjälkar borttagna

1 dl grönsaksbuljong

1 lagerblad

1 timjankvist

2 rosmarinkvistar

1/2 tsk senapsfrön

1 tsk selleri frön

Vägbeskrivning

Smält det veganska smöret i en kastrull på medelhög värme.

Fräs sedan löken i cirka 3 minuter eller tills den är mjuk och genomskinlig; fräs vitlöken i ca 1 minut tills den är aromatisk.

Tillsätt de återstående ingredienserna och låt koka upp värmen; låt det puttra under lock i cirka 10 minuter eller tills allt är genomstekt. Smaklig måltid!

Klassisk sauterad paprika

(Färdig på cirka 15 minuter | Portioner 2)

Per portion : Kalorier: 154; Fett: 13,7 g; Kolhydrater: 2,9 g; Protein: 0,5g

Ingredienser

3 matskedar olivolja

4 paprikor, kärnade ur och skiva i strimlor

2 vitlöksklyftor, hackade

Salta och nymalen svartpeppar efter smak

1 tsk cayennepeppar

4 matskedar torrt vitt vin

2 msk färsk koriander, grovt hackad

Vägbeskrivning

Värm oljan på medelhög värme i en kastrull.

När den är varm, fräs paprikan i cirka 4 minuter eller tills den är mjuk och doftande. Fräs sedan vitlöken i cirka 1 minut tills den är aromatisk.

Tillsätt salt, svartpeppar och cayennepeppar; fortsätt att sautera, tillsätt vinet, i cirka 6 minuter tills det är mjukt och genomstekt.

Smaka av och justera kryddorna. Toppa med färsk koriander och servera. Smaklig måltid!

Mosade rotfrukter

(Färdig på cirka 25 minuter | Portioner 5)

Per portion: Kalorier: 207; Fett: 9,5 g; Kolhydrater: 29,1 g; Protein: 3g

Ingredienser

1 pund rödbrun potatis, skalad och skuren i bitar

1/2 pund palsternacka, putsad och tärnad

1/2 pund morötter, putsade och tärnade

4 msk veganskt smör

1 tsk torkad oregano

1/2 tsk torkad dillgräs

1/2 tsk torkad mejram

1 tsk torkad basilika

Vägbeskrivning

Täck grönsakerna med vattnet med 1 tum. Koka upp och koka i cirka 25 minuter tills de har mjuknat; dränera.

Mosa grönsakerna med de återstående ingredienserna, tillsätt matlagningsvätska efter behov.

Servera varmt och njut!

. Rostad Butternut Squash

(Färdig på cirka 25 minuter | Portioner 4)

Per portion : Kalorier: 247; Fett: 16,5 g; Kolhydrater: 23,8 g; Protein: 4,3g

Ingredienser

4 matskedar olivolja

1/2 tsk malen spiskummin

1/2 tsk mald kryddpeppar

1 ½ pund butternut squash, skalad, kärnad och tärnad

1/4 kopp torrt vitt vin

2 msk mörk sojasås

1 tsk senapsfrön

1 tsk paprika

Havssalt och mald svartpeppar efter smak

Vägbeskrivning

Börja med att förvärma ugnen till 420 grader F. Kasta squashen med de återstående ingredienserna.

Rosta butternutsquashen i cirka 25 minuter eller tills den är mjuk och karamelliserad.

Servera varmt och njut!

Sauterade Cremini-svampar

(Färdig på cirka 10 minuter | Portioner 4)

Per portion : Kalorier: 197; Fett: 15,5 g; Kolhydrater: 8,8 g; Protein: 7,3g

Ingredienser

4 matskedar olivolja

4 matskedar schalottenlök, hackad

2 vitlöksklyftor, hackade

1 ½ pund Cremini-svamp, skivad

1/4 kopp torrt vitt vin

Havssalt och mald svartpeppar efter smak

Vägbeskrivning

Värm olivoljan på lagom hög värme i en sautépanna.

Fräs nu schalottenlöken i 3 till 4 minuter eller tills den är mjuk och genomskinlig. Tillsätt vitlöken och fortsätt att koka i 30 sekunder till eller tills den är aromatisk.

Rör ner Cremini-svampen, vin, salt och svartpeppar; fortsätt fräsa ytterligare 6 minuter tills svampen är lätt brynt.

Smaklig måltid!

Rostad sparris med sesamfrön

(Färdig på cirka 25 minuter | Portioner 4)

Per portion: Kalorier: 215; Fett: 19,1 g; Kolhydrater: 8,8 g; Protein: 5,6g

Ingredienser

1 ½ pund sparris, putsad

4 matskedar extra virgin olivolja

Havssalt och mald svartpeppar efter smak

1/2 tsk torkad oregano

1/2 tsk torkad basilika

1 tsk röd paprikaflingor, krossade

4 matskedar sesamfrön

2 msk färsk gräslök, grovt hackad

Vägbeskrivning

Börja med att förvärma ugnen till 400 grader F. Klä sedan en bakplåt med bakplåtspapper.

Kasta sparrisen med olivolja, salt, svartpeppar, oregano, basilika och rödpepparflingor. Nu, arrangera din sparris i ett enda lager på den förberedda bakplåten.

Rosta din sparris i cirka 20 minuter.

Strö sesamfrön över din sparris och fortsätt att grädda ytterligare 5 minuter eller tills sparrisspjuten är knapriga och sesamfröna är lätt rostade.

Garnera med färsk gräslök och servera varm. Smaklig måltid!

Auberginegryta i grekisk stil

(Färdig på cirka 15 minuter | Portioner 4)

Per portion : Kalorier: 195; Fett: 16,1 g; Kolhydrater: 13,4 g; Protein: 2,4g

Ingredienser

4 matskedar olivolja

1 ½ pund aubergine, skalad och skivad

1 tsk vitlök, hackad

1 tomat, krossad

Havssalt och mald svartpeppar efter smak

1 tsk cayennepeppar

1/2 tsk torkad oregano

1/4 tsk malet lagerblad

2 uns Kalamata oliver, urkärnade och skivade

Vägbeskrivning

Hetta upp oljan i en sautépanna på medelhög låga.

Fräs sedan auberginen i cirka 9 minuter eller tills den precis är mjuk.

Tillsätt de återstående ingredienserna, täck över och fortsätt att koka i 2 till 3 minuter till eller tills den är genomkokt. Servera varm.

Keto blomkålsris

(Färdig på cirka 10 minuter | Portioner 5)

Per portion: Kalorier: 135; Fett: 11,5 g; Kolhydrater: 7,2 g; Protein: 2,4g

Ingredienser

2 medelstora blomkålshuvuden, stjälkar och blad borttagna

4 matskedar extra virgin olivolja

4 vitlöksklyftor, pressade

1/2 tsk röd paprikaflingor, krossade

Havssalt och mald svartpeppar efter smak

1/4 kopp platt bladpersilja, grovt hackad

Vägbeskrivning

Pulsera blomkålen i en matberedare med S-bladet tills de är brutna till "ris".

Hetta upp olivoljan i en kastrull på medelhög värme. När den är varm, koka vitlöken tills den doftar eller ca 1 minut.

Tillsätt blomkålsriset, rödpeppar, salt och svartpeppar och fortsätt fräsa i ytterligare 7 till 8 minuter.

Smaka av, justera kryddorna och garnera med färsk persilja. Smaklig måltid!

Lätt Garlicky Kale

(Färdig på cirka 10 minuter | Portioner 4)

Per portion : Kalorier: 217; Fett: 15,4g; Kolhydrater: 16,1 g; Protein: 8,6g

Ingredienser

4 matskedar olivolja

4 vitlöksklyftor, hackade

1 ½ pund färsk grönkål, hårda stjälkar och revben borttagna, rivna i bitar

1 dl grönsaksbuljong

1/2 tsk spiskummin

1/2 tsk torkad oregano

1/2 tsk paprika

1 tsk lökpulver

Havssalt och mald svartpeppar efter smak

Vägbeskrivning

Värm olivoljan på lagom hög värme i en kastrull. Fräs nu vitlöken i cirka 1 minut eller tills den är aromatisk.

Lägg i grönkålen i omgångar, tillsätt gradvis grönsaksbuljongen; rör om för att främja jämn matlagning.

Låt koka upp värmen, tillsätt kryddorna och låt koka i 5 till 6 minuter tills grönkålsbladen vissnar.

Servera varmt och njut!

Kronärtskockor bräserade i citron och olivolja

(Färdig på cirka 35 minuter | Portioner 4)

Per portion : Kalorier: 278; Fett: 18,2g; Kolhydrater: 27g; Protein: 7,8g

Ingredienser

1½ dl vatten

2 citroner, färskpressade

2 pund kronärtskockor, klippta, sega yttre blad och chokes bort

1 näve färsk italiensk persilja

2 timjankvistar

2 rosmarinkvistar

2 lagerblad

2 vitlöksklyftor, hackade

1/3 kopp olivolja

Havssalt och mald svartpeppar efter smak

1/2 tsk röd paprikaflingor

Vägbeskrivning

Fyll en skål med vatten och tillsätt citronsaften. Lägg de rengjorda kronärtskockorna i skålen och håll dem helt nedsänkta.

I en annan liten skål, blanda noggrant örterna och vitlöken. Gnid in dina kronärtskockor med örtblandningen.

Häll citronvattnet och olivoljan i en kastrull; tillsätt kronärtskockorna i kastrullen. Låt värmen sjuda och fortsätt att koka under lock i cirka 30 minuter tills kronärtskockorna är knapriga.

För att servera, ringla kronärtskockorna med matlagningsjuice, krydda dem med salt, svartpeppar och rödpepparflingor. Smaklig måltid!

Rosmarin och vitlöksrostade morötter

(Färdig på cirka 25 minuter | Portioner 4)

Per portion : Kalorier: 228; Fett: 14,2g; Kolhydrater: 23,8 g; Protein: 2,8g

Ingredienser

2 pund morötter, putsade och halverade på längden

4 matskedar olivolja

2 msk champagnevinäger

4 vitlöksklyftor, hackade

2 kvistar rosmarin, hackad

Havssalt och mald svartpeppar efter smak

4 msk pinjenötter, hackade

Vägbeskrivning

Börja med att förvärma ugnen till 400 grader F.

Kasta morötterna med olivolja, vinäger, vitlök, rosmarin, salt och svartpeppar. Lägg dem i ett enda lager på en bakplåtspappersklädd plåt.

Rosta morötterna i den förvärmda ugnen i cirka 20 minuter tills de är mjuka.

Garnera morötterna med pinjenötterna och servera genast. Smaklig måltid!

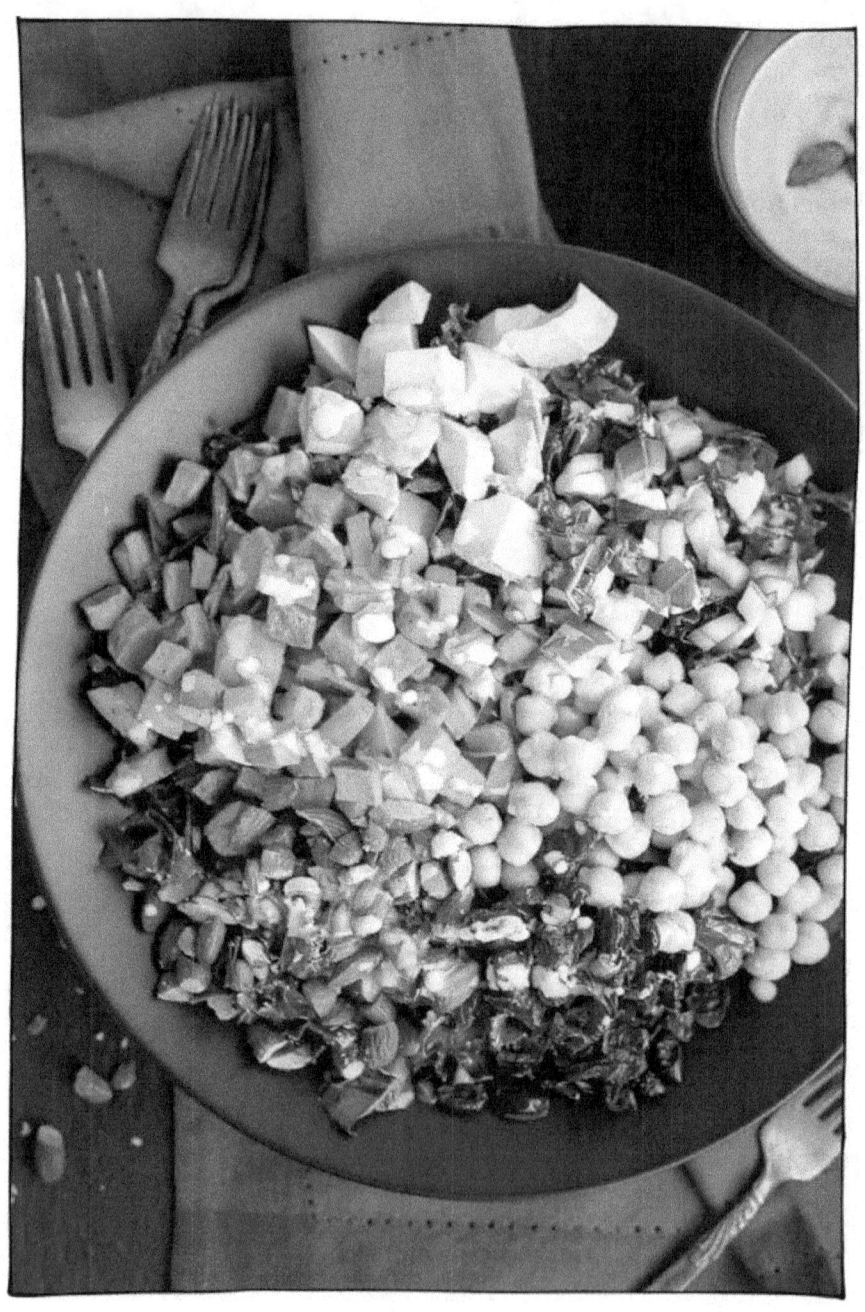

Gröna bönor i medelhavsstil

(Färdig på cirka 20 minuter | Portioner 4)

Per portion : Kalorier: 159; Fett: 8,8 g; Kolhydrater: 18,8 g; Protein: 4,8g

Ingredienser

2 matskedar olivolja

1 röd paprika, kärnad och tärnad

1 ½ pund gröna bönor

4 vitlöksklyftor, hackade

1/2 tsk senapsfrön

1/2 tsk fänkålsfrön

1 tsk torkad dillgräs

2 tomater, mosade

1 kopp grädde selleri soppa

1 tsk italiensk örtblandning

1 tsk cayennepeppar

Salt och nymalen svartpeppar

Vägbeskrivning

Hetta upp olivoljan i en kastrull på medelhög värme. När de är varma, stek paprikan och haricots verts i cirka 5 minuter, rör om med jämna mellanrum för att främja jämn tillagning.

Tillsätt vitlök, senapsfrön, fänkålsfrön och dill och fortsätt fräsa i ytterligare 1 minut eller tills det doftar.

Tillsätt de mosade tomaterna, gräddsellerisoppan, italiensk örtblandning, cayennepeppar, salt och svartpeppar. Fortsätt att sjuda under lock i cirka 9 minuter eller tills haricots verts är mjuka.

Smaka av, justera kryddorna och servera varm. Smaklig måltid!

Rostade trädgårdsgrönsaker

(Färdig på cirka 45 minuter | Portioner 4)

Per portion : Kalorier: 311; Fett: 14,1g; Kolhydrater: 45,2g; Protein: 3,9 g

Ingredienser

1 pund butternut squash, skalad och skuren i 1-tums bitar

4 sötpotatisar, skalade och skurna i 1-tums bitar

1/2 kopp morötter, skalade och skurna i 1-tums bitar

2 medelstora lökar, skurna i klyftor

4 matskedar olivolja

1 tsk granulerad vitlök

1 tsk paprika

1 tsk torkad rosmarin

1 tsk senapsfrön

Kosher salt och nymalen svartpeppar, efter smak

Vägbeskrivning

Börja med att förvärma ugnen till 420 grader F.

Blanda grönsakerna med olivoljan och kryddorna. Lägg dem på en bakplåtspappersklädd långpanna.

Rosta i ca 25 minuter. Rör om grönsakerna och fortsätt att koka i 20 minuter till.

Smaklig måltid!

. Lättrostad kålrabbi

(Färdig på cirka 30 minuter | Portioner 4)

Per portion : Kalorier: 177; Fett: 14g; Kolhydrater: 10,5 g; Protein: 4,5g

Ingredienser

1 pund kålrabbi, skalade och skivade

4 matskedar olivolja

1/2 tsk senapsfrön

1 tsk selleri frön

1 tsk torkad mejram

1 tsk granulerad vitlök, hackad

Havssalt och mald svartpeppar efter smak

2 msk näringsjäst

Vägbeskrivning

Börja med att förvärma ugnen till 450 grader F.

Blanda kålrabbin med olivoljan och kryddorna tills den är väl täckt. Lägg kålrabbin i ett enda lager på en bakplåtspappersklädd långpanna.

Grädda kålrabbin i den förvärmda ugnen i cirka 15 minuter; rör om dem och fortsätt koka ytterligare 15 minuter.

Strö näringsjäst över den varma kålrabbin och servera genast. Smaklig måltid!

Blomkål med Tahinisås

(Färdig på cirka 10 minuter | Portioner 4)

Per portion : Kalorier: 217; Fett: 13g; Kolhydrater: 20,3 g; Protein: 8,7g

Ingredienser

1 kopp vatten

2 pund blomkålsbuketter

Havssalt och mald svartpeppar efter smak

3 msk sojasås

5 matskedar tahini

2 vitlöksklyftor, hackade

2 msk citronsaft

Vägbeskrivning

Koka upp vattnet i en stor kastrull; Tillsätt sedan blomkålen och koka i cirka 6 minuter eller tills gaffeln är mjuk; låt rinna av, smaka av med salt och peppar och reservera.

Blanda sojasås, tahini, vitlök och citronsaft noggrant i en mixerskål. Häll såsen över blomkålsbuketterna och servera.

Smaklig måltid!

Ört Blomkålsmos

(Färdig på cirka 25 minuter | Portioner 4)

Per portion: Kalorier: 167; Fett: 13g; Kolhydrater: 11,3 g; Protein: 4,4g

Ingredienser

1 ½ pund blomkålsbuketter

4 msk veganskt smör

4 vitlöksklyftor, skivade

Havssalt och mald svartpeppar efter smak

1/4 kopp vanlig havremjölk, osötad

2 msk färsk persilja, grovt hackad

Vägbeskrivning

Ångkoka blomkålsbuketterna i cirka 20 minuter; ställ den åt sidan för att svalna.

Smält det veganska smöret i en kastrull på lagom hög värme; Fräs nu vitlöken i cirka 1 minut eller tills den är aromatisk.

Tillsätt blomkålsbuketter i din matberedare följt av sauterad vitlök, salt, svartpeppar och havremjölk. Puré tills allt är väl blandat.

Garnera med färska bladpersilja och servera varm. Smaklig måltid!

Vitlöks- och örtsvamppanna

(Färdig på cirka 10 minuter | Portioner 4)

Per portion: Kalorier: 207; Fett: 15,2g; Kolhydrater: 12,7 g; Protein: 9,1g

Ingredienser

4 msk veganskt smör

1 ½ pund ostronsvamp halverad

3 vitlöksklyftor, hackade

1 tsk torkad oregano

1 tsk torkad rosmarin

1 tsk torkade persiljeflingor

1 tsk torkad mejram

1/2 kopp torrt vitt vin

Kosher salt och mald svartpeppar, efter smak

Vägbeskrivning

Värm olivoljan på lagom hög värme i en sautépanna.

Fräs nu svampen i 3 minuter eller tills de släpper vätskan. Tillsätt vitlöken och fortsätt att koka i 30 sekunder till eller tills den är aromatisk.

Rör ner kryddorna och fortsätt fräsa ytterligare 6 minuter tills svampen är lätt brynt.

Smaklig måltid!

Panstekt sparris

(Färdig på cirka 10 minuter | Portioner 4)

Per portion: Kalorier: 142; Fett: 11,8 g; Kolhydrater: 7,7 g; Protein: 5,1g

Ingredienser

4 msk veganskt smör

1 ½ pund sparrisspjut, putsade

1/2 tsk spiskummin, malda

1/4 tsk lagerblad, mald

Havssalt och mald svartpeppar efter smak

1 tsk färsk limejuice

Vägbeskrivning

Smält det veganska smöret i en kastrull på medelhög värme.

Fräs sparrisen i cirka 3 till 4 minuter, rör om med jämna mellanrum för att främja jämn tillagning.

Lägg i spiskummin, lagerblad, salt och svartpeppar och fortsätt att koka sparrisen i ytterligare 2 minuter tills den är knaprig.

Ringla limesaft över sparrisen och servera varm. Smaklig måltid!

Ingefärsmorotsmos

(Färdig på cirka 25 minuter | Portioner 4)

Per portion : Kalorier: 187; Fett: 8,4 g; Kolhydrater: 27,1 g; Protein: 3,4g

Ingredienser

2 pund morötter, skurna i rundlar

2 matskedar olivolja

1 tsk malen spiskummin

Saltmald svartpeppar, efter smak

1/2 tsk cayennepeppar

1/2 tsk ingefära, skalad och finhackad

1/2 kopp helmjölk

Vägbeskrivning

Börja med att förvärma ugnen till 400 grader F.

Kasta morötterna med olivolja, spiskummin, salt, svartpeppar och cayennepeppar. Lägg dem i ett enda lager på en bakplåtspappersklädd plåt.

Rosta morötterna i den förvärmda ugnen i cirka 20 minuter, tills de är knapriga.

Tillsätt de rostade morötterna, ingefäran och mjölken i din matberedare; puréa ingredienserna tills allt är väl blandat.

Smaklig måltid!

Rostade kronärtskockor i medelhavsstil

(Färdig på cirka 50 minuter | Portioner 4)

Per portion : Kalorier: 218; Fett: 13g; Kolhydrater: 21,4g; Protein: 5,8g

Ingredienser

4 kronärtskockor, putsade, sega ytterblad och chokes borttagna, halverade

2 citroner, färskpressade

4 matskedar extra virgin olivolja

4 vitlöksklyftor, hackade

1 tsk färsk rosmarin

1 tsk färsk basilika

1 tsk färsk persilja

1 tsk färsk oregano

Flakigt havssalt och mald svartpeppar, efter smak

1 tsk röd paprikaflingor

1 tsk paprika

Vägbeskrivning

Börja med att förvärma ugnen till 395 grader F. Gnid in citronsaften över hela ytan på dina kronärtskockor.

Blanda vitlöken med örter och kryddor i en liten skål

Lägg kronärtskockshalvorna i en bakplåtspappersklädd ugnsform, med den skurna sidan uppåt. Pensla kronärtskockorna jämnt med olivoljan. Fyll hålrummen med vitlök/örtblandningen.

Grädda i ca 20 minuter. Täck dem nu med aluminiumfolie och grädda i ytterligare 30 minuter. Servera varmt och njut!

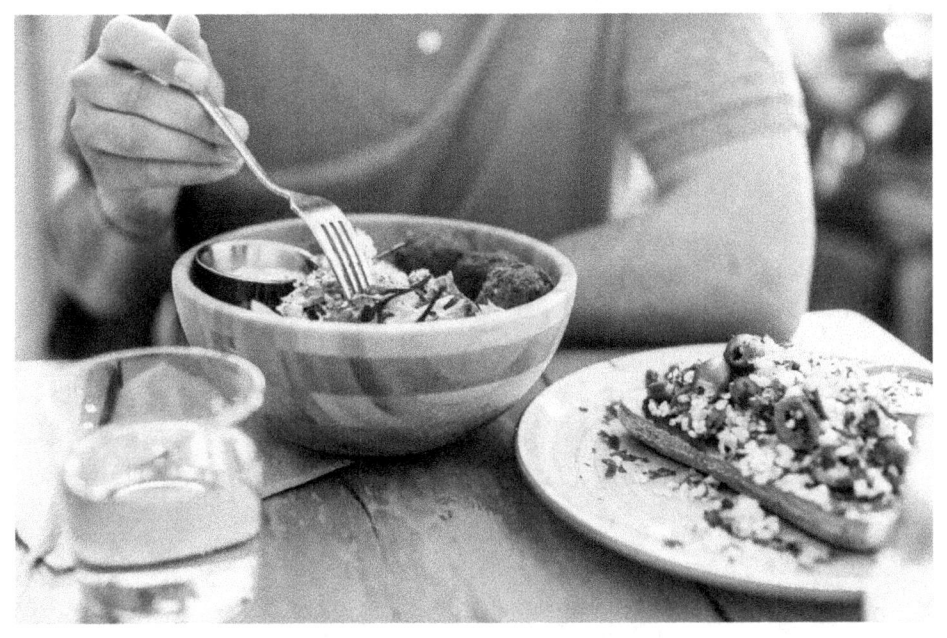

Bräserad grönkål i thailändsk stil

(Färdig på cirka 10 minuter | Portioner 4)

Per portion: Kalorier: 165; Fett: 9,3 g; Kolhydrater: 16,5 g; Protein: 8,3g

Ingredienser

1 kopp vatten

1 ½ pund grönkål, hårda stjälkar och revben borttagna, rivna i bitar

2 msk sesamolja

1 tsk färsk vitlök, pressad

1 tsk ingefära, skalad och finhackad

1 thailändsk chili, hackad

1/2 tsk gurkmejapulver

1/2 kopp kokosmjölk

Kosher salt och mald svartpeppar, efter smak

Vägbeskrivning

Koka upp vattnet snabbt i en stor kastrull. Tillsätt grönkålen och låt koka tills den blir ljus, ca 3 minuter. Häll av, skölj och pressa torrt.

Torka av kastrullen med hushållspapper och förvärm sesamoljan på måttlig värme. När den är varm, koka vitlök, ingefära och chili i cirka 1 minut eller så, tills den doftar.

Tillsätt grönkålen och gurkmejapulvret och fortsätt koka i ytterligare 1 minut eller tills det är genomvärmt.

Häll gradvis i kokosmjölken, salt och svartpeppar; fortsätt sjuda tills vätskan har tjocknat. Smaka av, justera kryddorna och servera varm. Smaklig måltid!

Silkeslen kålrabbipuré

(Färdig på cirka 30 minuter | Portioner 4)

Per portion: Kalorier: 175; Fett: 12,8g; Kolhydrater: 12,5 g; Protein: 4,1g

Ingredienser

1 ½ pund kålrabbi, skalad och skuren i bitar

4 msk veganskt smör

Havssalt och nymalen svartpeppar efter smak

1/2 tsk spiskummin

1/2 tsk korianderfrön

1/2 kopp sojamjölk

1 tsk färsk dill

1 tsk färsk persilja

Vägbeskrivning

Koka kålrabbin i kokande saltat vatten tills den är mjuk, ca 30 minuter; dränera.

Purea kålrabbin med veganskt smör, salt, svartpeppar, spiskummin och korianderfrön.

Purea ingredienserna med en stavmixer, tillsätt gradvis mjölken. Toppa med färsk dill och persilja. Smaklig måltid!

Gräddad sauterad spenat

(Färdig på cirka 15 minuter | Portioner 4)

Per portion : Kalorier: 146; Fett: 7,8 g; Kolhydrater: 15,1 g; Protein: 8,3g

Ingredienser

2 msk veganskt smör

1 lök, hackad

1 tsk vitlök, hackad

1 ½ dl grönsaksbuljong

2 pund spenat, riven i bitar

Havssalt och mald svartpeppar efter smak

1/4 tsk torkad dill

1/4 tsk senapsfrön

1/2 tsk sellerifrön

1 tsk cayennepeppar

1/2 kopp havremjölk

Vägbeskrivning

Smält det veganska smöret i en kastrull på medelhög värme.

Fräs sedan löken i cirka 3 minuter eller tills den är mjuk och genomskinlig. Fräs sedan vitlöken i cirka 1 minut tills den är aromatisk.

Tillsätt buljong och spenat och låt koka upp.

Vänd värmen till en sjud. Tillsätt kryddorna och fortsätt att koka i 5 minuter längre.

Tillsätt mjölken och fortsätt koka i 5 minuter till. Smaklig måltid!

Aromatisk sauterad kålrabbi

(Färdig på cirka 10 minuter | Portioner 4)

Per portion : Kalorier: 137; Fett: 10,3g; Kolhydrater: 10,7 g; Protein: 2,9g

Ingredienser

3 matskedar sesamolja

1 ½ pund kålrabbi, skalad och tärnad

1 tsk vitlök, hackad

1/2 tsk torkad basilika

1/2 tsk torkad oregano

Havssalt och mald svartpeppar efter smak

Vägbeskrivning

Värm sesamoljan i en nonstick-panna. När den är varm, fräs kålrabbin i cirka 6 minuter.

Tillsätt vitlök, basilika, oregano, salt och svartpeppar. Fortsätt koka i 1 till 2 minuter till.

Servera varm. Smaklig måltid!

Klassisk bräserad kål

(Färdig på cirka 20 minuter | Portioner 4)

Per portion : Kalorier: 197; Fett: 14,3g; Kolhydrater: 14,8 g; Protein: 4g

Ingredienser

4 matskedar sesamolja

1 schalottenlök, hackad

2 vitlöksklyftor, hackade

2 lagerblad

1 dl grönsaksbuljong

1 ½ pund lila kål, skuren i klyftor

1 tsk röd paprikaflingor

Havssalt och svartpeppar, efter smak

Vägbeskrivning

Hetta upp sesamoljan i en kastrull på medelhög värme. När den är varm, stek schalottenlöken i 3 till 4 minuter, rör om med jämna mellanrum för att främja jämn tillagning.

Tillsätt vitlök och lagerbär och fortsätt fräsa i ytterligare 1 minut eller tills det doftar.

Tillsätt buljongen, kålrödpepparflingor, salt och svartpeppar och fortsätt att sjuda under lock i cirka 12 minuter eller tills kålen har mjuknat.

Smaka av, justera kryddorna och servera varm. Smaklig måltid!

Sauterade morötter med sesamfrön

(Färdig på cirka 10 minuter | Portioner 4)

Per portion : Kalorier: 244; Fett: 16,8g; Kolhydrater: 22,7 g; Protein: 3,4g

Ingredienser

1/3 kopp grönsaksbuljong

2 pund morötter, putsade och skurna i stavar

4 matskedar sesamolja

1 tsk vitlök, hackad

Himalayasalt och nymalen svartpeppar efter smak

1 tsk cayennepeppar

2 msk färsk persilja, hackad

2 msk sesamfrön

Vägbeskrivning

Koka upp grönsaksbuljongen i en stor kastrull. Vrid värmen till medel-låg. Lägg i morötterna och fortsätt koka under lock i cirka 8 minuter tills morötterna är knapriga.

Värm sesamoljan över medelhög värme; fräs nu vitlöken i 30 sekunder eller tills den är aromatisk. Tillsätt salt, svartpeppar och cayennepeppar.

I en liten stekpanna, rosta sesamfröna i 1 minut eller tills de bara doftar och är gyllene.

Till servering, garnera de sauterade morötterna med persilja och rostade sesamfrön. Smaklig måltid!

Rostade morötter med Tahinisås

(Färdig på cirka 25 minuter | Portioner 4)

Per portion : Kalorier: 365; Fett: 23,8g; Kolhydrater: 35,3 g; Protein: 6,1g

Ingredienser

2 ½ pund morötter tvättade, putsade och halverade på längden

4 matskedar olivolja

Havssalt och mald svartpeppar efter smak

Sås:

4 matskedar tahini

1 tsk vitlök, pressad

2 matskedar vit vinäger

2 msk sojasås

1 tsk deli senap

1 tsk agavesirap

1/2 tsk spiskummin

1/2 tsk torkad dillgräs

Vägbeskrivning

Börja med att förvärma ugnen till 400 grader F.

Blanda morötterna med olivolja, salt och svartpeppar. Lägg dem i ett enda lager på en bakplåtspappersklädd plåt.

Rosta morötterna i den förvärmda ugnen i cirka 20 minuter, tills de är knapriga.

Vispa under tiden alla ingredienserna till såsen tills de är väl blandade.

Servera morötterna med såsen till doppning. Smaklig måltid!

Rostad blomkål med örter

(Färdig på cirka 30 minuter | Portioner 4)

Per portion: Kalorier: 175; Fett: 14g; Kolhydrater: 10,7 g; Protein: 3,7g

Ingredienser

1 ½ pund blomkålsbuketter

1/4 kopp olivolja

4 vitlöksklyftor, hela

1 msk färsk basilika

1 msk färsk koriander

1 msk färsk oregano

1 msk färsk rosmarin

1 msk färsk persilja

Havssalt och mald svartpeppar efter smak

1 tsk röd paprikaflingor

Vägbeskrivning

Börja med att förvärma ugnen till 425 grader F. Kasta blomkålen med olivoljan och placera dem på en bakplåtspappersklädd långpanna.

Rosta sedan blomkålsbuketterna i cirka 20 minuter; släng dem med vitlök och kryddor och fortsätt koka i ytterligare 10 minuter.

Servera varm. Smaklig måltid!

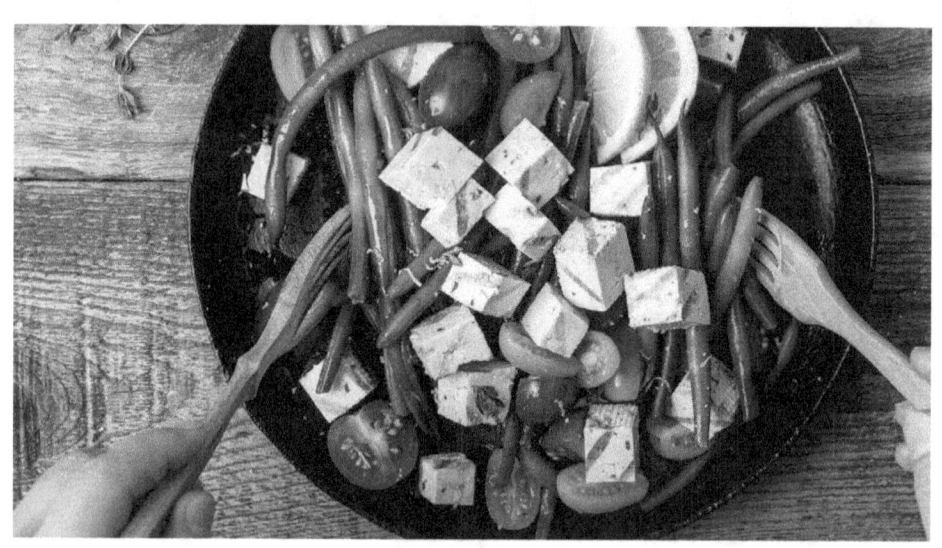

Krämig Rosemary Broccoli Mash

(Färdig på cirka 15 minuter | Portioner 4)

Per portion: Kalorier: 155; Fett: 9,8 g; Kolhydrater: 14,1 g; Protein: 5,7g

Ingredienser

1 ½ pund broccolibuketter

3 msk veganskt smör

4 vitlöksklyftor, hackade

2 kvistar färsk rosmarin, blad plockade och hackade

Havssalt och röd peppar, efter smak

1/4 kopp sojamjölk, osötad

Vägbeskrivning

Ångkoka broccolibuktorerna i cirka 10 minuter; ställ den åt sidan för att svalna.

Smält det veganska smöret i en kastrull på lagom hög värme; Fräs nu vitlöken och rosmarinen i cirka 1 minut eller tills de doftar.

Lägg broccolibuktorerna i din matberedare följt av den sauterade vitlök/rosmarinblandningen, salt, peppar och mjölk. Puré tills allt är väl blandat.

Garnera med lite extra färska örter, om så önskas och servera varm. Smaklig måltid!

Enkel mangoldpanna

(Färdig på cirka 15 minuter | Portioner 4)

Per portion : Kalorier: 169; Fett: 11,1 g; Kolhydrater: 14,9 g; Protein: 6,3g

Ingredienser

3 matskedar olivolja

1 schalottenlök, tunt skivad

1 röd paprika, kärnad och tärnad

4 vitlöksklyftor, hackade

1 dl grönsaksbuljong

2 pund mangold, sega stjälkar borttagna, rivna i bitar

Havssalt och mald svartpeppar efter smak

Vägbeskrivning

Värm olivoljan på medelhög värme i en kastrull.

Fräs sedan schalottenlök och paprika i cirka 3 minuter eller tills de är mjuka. Fräs sedan vitlöken i cirka 1 minut tills den är aromatisk.

Tillsätt buljong och mangold och låt koka upp. Låt koka upp värmen och fortsätt koka i 10 minuter längre.

Smaka av med salt och svartpeppar efter smak och servera varm. Smaklig måltid!

Vinbräserad grönkål

(Färdig på cirka 10 minuter | Portioner 4)

Per portion: Kalorier: 205; Fett: 11,8 g; Kolhydrater: 17,3 g; Protein: 7,6g

Ingredienser

1/2 kopp vatten

1 ½ pund grönkål

3 matskedar olivolja

4 msk salladslök, hackad

4 vitlöksklyftor, hackade

1/2 kopp torrt vitt vin

1/2 tsk senapsfrön

Kosher salt och mald svartpeppar, efter smak

Vägbeskrivning

Koka upp vattnet i en stor kastrull. Tillsätt grönkålen och låt koka tills den blir ljus, ca 3 minuter. Häll av och pressa torrt.

Torka av kastrullen med hushållspapper och förvärm olivoljan på måttlig värme. När den är varm, koka salladslöken och vitlöken i cirka 2 minuter tills de doftar.

Tillsätt vinet, flödat av grönkålen, senapsfrön, salt, svartpeppar; fortsätt koka, täckt, i ytterligare 5 minuter eller tills den är genomvärmd.

Häll upp i individuella skålar och servera varma. Smaklig måltid!

French Haricots Verts

(Färdig på cirka 10 minuter | Portioner 4)

Per portion : Kalorier: 197; Fett: 14,5 g; Kolhydrater: 14,4 g; Protein: 5,4g

Ingredienser

1 ½ dl grönsaksbuljong

1 romsk tomat, mosad

1 ½ pund Haricots Verts, trimmade

4 matskedar olivolja

2 vitlöksklyftor, hackade

1/2 tsk röd paprika

1/2 tsk spiskummin

1/2 tsk torkad oregano

Havssalt och nymalen svartpeppar efter smak

1 msk färsk citronsaft

Vägbeskrivning

Koka upp grönsaksbuljongen och den mosade tomaten. Lägg i Haricots Verts och låt det koka i ca 5 minuter tills Haricots Verts är knapriga; boka.

Värm olivoljan i en kastrull på medelhög värme; fräs vitlöken i 1 minut eller tills den är aromatisk.

Lägg i kryddorna och reserverade gröna bönor; låt det koka i ca 3 minuter tills det är genomstekt.

Servera med några klick av färsk citronsaft. Smaklig måltid!

Smörig kålrotsmos

(Färdig på cirka 35 minuter | Portioner 4)

Per portion : Kalorier: 187; Fett: 13,6 g; Kolhydrater: 14g; Protein: 3,6g

Ingredienser

2 koppar vatten

1 ½ pund kålrot, skalade och skurna i små bitar

4 msk veganskt smör

1 dl havremjölk

2 färska rosmarinkvistar, hackade

1 msk färsk persilja, hackad

1 tsk ingefära-vitlökspasta

Kosher salt och nymalen svartpeppar

1 tsk röd paprikaflingor, krossade

Vägbeskrivning

Koka upp vattnet; låt koka upp värmen och koka din kålrot i cirka 30 minuter; dränera.

Använd en stavmixer och puré kålroten med veganskt smör, mjölk, rosmarin, persilja, ingefära-vitlökspasta, salt, svartpeppar, rödpepparflingor, tillsätt kokvätskan om det behövs.

Smaklig måltid!

Sauterad zucchini med örter

(Färdig på cirka 10 minuter | Portioner 4)

Per portion : Kalorier: 99; Fett: 7,4 g; Kolhydrater: 6g; Protein: 4,3g

Ingredienser

2 matskedar olivolja

1 lök, skivad

2 vitlöksklyftor, hackade

1 ½ pund zucchini, skivad

Havssalt och nymalen svartpeppar efter smak

1 tsk cayennepeppar

1/2 tsk torkad basilika

1/2 tsk torkad oregano

1/2 tsk torkad rosmarin

Vägbeskrivning

Värm olivoljan på medelhög värme i en kastrull.

När den är varm, fräs löken i cirka 3 minuter eller tills den är mjuk. Fräs sedan vitlöken i cirka 1 minut tills den är aromatisk.

Tillsätt zucchinin tillsammans med kryddorna och fortsätt fräsa i ytterligare 6 minuter tills de är mjuka.

Smaka av och justera kryddorna. Smaklig måltid!

Mosad sötpotatis

(Färdig på cirka 20 minuter | Portioner 4)

Per portion : Kalorier: 338; Fett: 6,9 g; Kolhydrater: 68g; Protein: 3,7g

Ingredienser

1 ½ pund sötpotatis, skalad och tärnad

2 msk veganskt smör, smält

1/2 kopp agavesirap

1 tsk pumpapajkrydda

En nypa havssalt

1/2 kopp kokosmjölk

Vägbeskrivning

Täck sötpotatisen med en eller två centimeter kallt vatten. Koka sötpotatisen i lätt kokande vatten i cirka 20 minuter; dränera väl.

Lägg till sötpotatisen i skålen på din matberedare; tillsätt veganskt smör, agavesirap, pumpapajkrydda och salt.

Fortsätt att puréa, tillsätt gradvis mjölken tills allt är väl införlivat. Smaklig måltid!

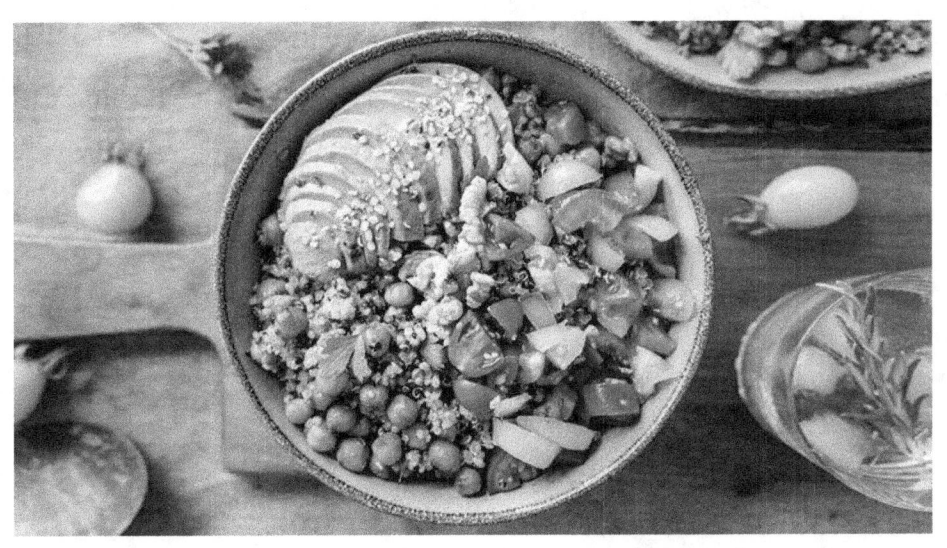

Sherry Roasted King Trumpet

(Färdig på cirka 20 minuter | Portioner 4)

Per portion : Kalorier: 138; Fett: 7,8 g; Kolhydrater: 11,8 g; Protein: 5,7g

Ingredienser

1 ½ pund kung trumpetsvamp, rensad och halverad på längden.

2 matskedar olivolja

4 vitlöksklyftor, hackade eller hackade

1/2 tsk torkad rosmarin

1/2 tsk torkad timjan

1/2 tsk torkade persiljeflingor

1 tsk dijonsenap

1/4 kopp torr sherry

Havssalt och nymalen svartpeppar efter smak

Vägbeskrivning

Börja med att förvärma ugnen till 390 grader F. Klä en stor bakplåt med bakplåtspapper.

I en mixerskål, släng svampen med de återstående ingredienserna tills de är väl täckta på alla sidor.

Lägg svampen i ett enda lager på den förberedda bakplåten.

Rosta svampen i cirka 20 minuter, släng dem halvvägs genom tillagningen.

Smaklig måltid!

Rödbets- och potatispuré

(Färdig på cirka 35 minuter | Portioner 5)

Per portion : Kalorier: 177; Fett: 5,6 g; Kolhydrater: 28,2g; Protein: 4g

Ingredienser

1 ½ pund potatis, skalad och tärnad

1 pund rödbeta, skalad och tärnad

2 msk veganskt smör

1/2 tsk deli senap

1/2 kopp sojamjölk

1/2 tsk malen spiskummin

1 tsk paprika

Havssalt och mald svartpeppar efter smak

Vägbeskrivning

Koka potatisen och rödbetorna i kokande saltat vatten tills de har mjuknat, cirka 30 minuter; dränera.

Purea grönsakerna med veganskt smör, senap, mjölk, spiskummin, paprika, salt och svartpeppar till önskad konsistens.

Smaklig måltid!

Kryddade blomkålsbitar

(Färdig på cirka 25 minuter | Portioner 4)

Per portion : Kalorier: 187; Fett: 4,1 g; Kolhydrater: 32,8 g; Protein: 6,2g

Ingredienser

1 pund blomkålsbuketter

1 kopp universalmjöl

1 msk olivolja

1 msk tomatpuré

1 tsk lökpulver

1 tsk vitlökspulver

1 tsk rökt paprika

1/2 tsk torkad oregano

1/2 tsk torkad basilika

1/4 kopp varm sås

Vägbeskrivning

Börja med att förvärma ugnen till 450 grader F. Klappa blomkålsbuketterna torra med en kökshandduk.

Blanda de återstående ingredienserna tills de är väl blandade. Doppa blomkålsbuketterna i smeten tills de är väl täckta på alla sidor.

Lägg blomkålsbuketterna i en bakplåtspappersklädd form.

Rosta i ca 25 minuter eller tills den är genomstekt. Smaklig måltid!

Potatistårta i schweizisk stil (Rösti)

(Färdig på cirka 25 minuter | Portioner 5)

Per portion: Kalorier: 204; Fett: 11g; Kolhydrater: 24,6 g; Protein: 2,9g

Ingredienser

1 ½ pounds rosett potatis, skalad, riven och pressad

1 tsk grovt havssalt

1/2 tsk röd paprikaflingor, krossade

1/2 tsk nymalen svartpeppar

4 matskedar olivolja

Vägbeskrivning

Blanda riven potatis, salt, rödpeppar och mald svartpeppar.

Hetta upp oljan i en gjutjärnspanna.

Häll ner nävar av potatisblandningen i stekpannan.

Koka din potatiskaka på medium i cirka 10 minuter. Täck över potatisen och koka i ytterligare 10 minuter tills botten av potatiskakan är gyllenbrun. Smaklig måltid!

Gräddad vegansk "tonfisk" sallad

(Färdig på cirka 10 minuter | Portioner 8)

Per portion: Kalorier: 252; Fett: 18,4g; Kolhydrater: 17,1 g; Protein: 5,5g

Ingredienser

2 (15-ounce) burkar kikärter, sköljda

3/4 kopp vegansk majonnäs

1 tsk brun senap

1 liten rödlök, hackad

2 pickles, hackade

1 tsk kapris, avrunnen

1 msk färsk persilja, hackad

1 msk färsk koriander, hackad

Havssalt och mald svartpeppar efter smak

2 msk solrosfrön, rostade

Vägbeskrivning

Blanda alla ingredienser tills allt är väl blandat.

Ställ din sallad i kylen tills den ska serveras.

Smaklig måltid!

Traditionella Hanukkah Latkes

(Färdig på cirka 30 minuter | Portioner 6)

Per portion : Kalorier: 283; Fett: 18,4g; Kolhydrater: 27,3 g; Protein: 3,2g

Ingredienser

1 ½ pund potatis, skalad, riven och avrunnen

3 matskedar salladslök, skivad

1/3 kopp universalmjöl

1/2 tsk bakpulver

1/2 tsk havssalt, gärna kala namak

1/4 tsk mald svartpeppar

1/2 olivolja

5 matskedar äppelmos

1 msk färsk dill, grovt hackad

Vägbeskrivning

Blanda noggrant riven potatis, salladslök, mjöl, bakpulver, salt och svartpeppar.

Värm olivoljan i en stekpanna på måttlig värme.

Häll 1/4 kopp potatisblandning i pannan och koka dina latkes tills de är gyllenbruna på båda sidor. Upprepa med resterande smet.

Servera med äppelmos och färsk dill. Smaklig måltid!

Thanksgiving örtsås

(Färdig på cirka 20 minuter | Portioner 6)

Per portion: Kalorier: 165; Fett: 1,6 g; Kolhydrater: 33,8 g; Protein: 6,8g

Ingredienser

3 dl grönsaksbuljong

1 ½ dl brunt ris, kokt

6 uns Cremini-svampar, hackade

1 tsk torkad basilika

1 tsk torkad oregano

1/2 tsk torkad rosmarin

1/2 tsk torkad timjan

1/2 tsk vitlök, hackad

1/4 kopp osötad vanlig mandelmjölk

Havssalt och nymalen svartpeppar

Vägbeskrivning

Koka upp grönsaksbuljongen på medelhög värme; tillsätt ris och svamp och sänk värmen till en sjud.

Låt det puttra i ca 12 minuter, tills svampen har mjuknat. Ta bort från värmen.

Blanda sedan blandningen tills den är krämig och enhetlig.

Tillsätt resterande ingredienser och värm din sås på medelvärme tills allt är genomstekt.

Servera med potatismos eller valfria grönsaker. Smaklig måltid!

Mormors Cornichon Relish

(Färdig på cirka 15 minuter + kylningstid | Portioner 9)

Per portion: Kalorier: 45; Fett: 0g; Kolhydrater: 10,2 g; Protein: 0,3g

Ingredienser

3 dl cornichon, finhackad

1 dl vitlök, finhackad

1 tsk havssalt

1/3 kopp destillerad vit vinäger

1/4 tsk senapsfrön

1/3 kopp socker

1 msk pilrotspulver, löst i 1 msk vatten

Vägbeskrivning

Lägg cornichon, lök och salt i en sil över en skål; låt rinna av i några timmar. Krama ur så mycket vätska som möjligt.

Koka upp vinägern, senapsfröna och sockret; tillsätt 1/3 tsk av havssaltet och låt det koka tills sockret har löst sig.

Tillsätt cornichon-lökblandningen och fortsätt att sjuda i 2 till 3 minuter till. Rör ner arrowroot-pulverblandningen och fortsätt att sjuda i 1 till 2 minuter till.

Överför relishen till en skål och ställ, utan lock, i ditt kylskåp i cirka 2 timmar. Smaklig måltid!

Chutney av äpple och tranbär

(Färdig på cirka 1 timme | Portioner 7)

Per portion : Kalorier: 208; Fett: 0,3 g; Kolhydrater: 53g; Protein: 0,6g

Ingredienser

1 ½ pund kokta äpplen, skalade, urkärnade och tärnade

1/2 kopp söt lök, hackad

1/2 kopp äppelcidervinäger

1 stor apelsin, färskpressad

1 kopp farinsocker

1 tsk fänkålsfrön

1 msk färsk ingefära, skalad och riven

1 tsk havssalt

1/2 kopp torkade tranbär

Vägbeskrivning

I en kastrull, lägg äpplena, sötlök, vinäger, apelsinjuice, farinsocker, fänkålsfrön, ingefära och salt. Låt blandningen koka upp.

Vrid omedelbart värmen till att sjuda; fortsätt att sjuda, rör om då och då, i cirka 55 minuter, tills det mesta av vätskan har absorberats.

Ställ åt sidan för att svalna och lägg i de torkade tranbären. Förvara i ditt kylskåp i upp till 2 veckor.

Smaklig måltid!

Hemlagat äppelsmör

(Färdig på cirka 35 minuter | Portioner 16)

Per portion: Kalorier: 106; Fett: 0,3 g; Kolhydrater: 27,3 g; Protein: 0,4g

Ingredienser

5 pund äpplen, skalade, urkärnade och tärnade

1 kopp vatten

2/3 kopp granulerat farinsocker

1 msk mald kanel

1 tsk mald kryddnejlika

1 msk vaniljessens

En nypa nyriven muskotnöt

En nypa salt

Vägbeskrivning

Tillsätt äpplena och vattnet i en tjockbottnad gryta och koka i cirka 20 minuter.

Mosa sedan de kokta äpplena med en potatisstöt; rör ner socker, kanel, kryddnejlika, vanilj, muskotnöt och salt i de mosade äpplena; rör om för att blandas väl.

Fortsätt att sjuda tills smöret har tjocknat till önskad konsistens.

Smaklig måltid!

Hemlagat jordnötssmör

(Färdig på cirka 5 minuter | Portioner 16)

Per portion: Kalorier: 144; Fett: 9,1 g; Kolhydrater: 10,6 g; Protein: 6,9g

Ingredienser

1 ½ dl jordnötter, blancherade

En nypa grovt salt

1 msk agavesirap

Vägbeskrivning

I din matberedare eller en snabbmixer, pulsera jordnötterna tills de är malda. Bearbeta sedan i 2 minuter till, skrapa ner sidorna och botten av skålen.

Tillsätt salt och agavesirap.

Kör maskinen i ytterligare 2 minuter eller tills ditt smör är helt krämigt och slätt.

Smaklig måltid!

Rostat pepparpålägg

(Färdig på cirka 10 minuter | Portioner 10)

Per portion : Kalorier: 111; Fett: 6,8 g; Kolhydrater: 10,8 g; Protein: 4,4g

Ingredienser

2 röda paprikor, rostade och kärnade

1 jalapenopeppar, rostad och kärnad

4 uns soltorkade tomater i olja, avrunna

2/3 kopp solrosfrön

2 msk lök, hackad

1 vitlöksklyfta

1 msk medelhavsörtblandning

Havssalt och mald svartpeppar efter smak

1/2 tsk gurkmejapulver

1 tsk malen spiskummin

2 matskedar tahini

Vägbeskrivning

Lägg alla ingredienser i skålen på din mixer eller matberedare.

Bearbeta tills den är krämig, enhetlig och slät.

Förvara i en lufttät behållare i ditt kylskåp i upp till 2 veckor.
Smaklig måltid!

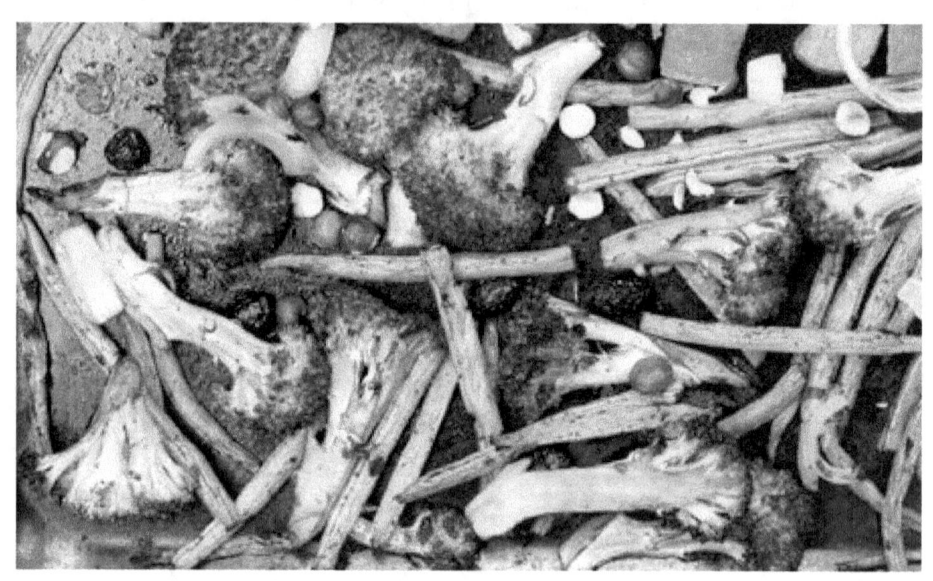

Klassiskt veganskt smör

(Färdig på cirka 10 minuter | Portioner 16)

Per portion : Kalorier: 89; Fett: 10,1 g; Kolhydrater: 0,2 g; Protein: 0,1g

Ingredienser

2/3 kopp raffinerad kokosolja, smält

1 msk solrosolja

1/4 kopp sojamjölk

1/2 tsk maltvinäger

1/3 tsk grovt havssalt

Vägbeskrivning

Tillsätt kokosolja, solrosolja, mjölk och vinäger i mixerns skål. Blitz för att kombinera väl.

Tillsätt havssaltet och fortsätt att mixa tills det är krämigt och slätt; kyl tills den stelnat.

Smaklig måltid!

Zucchinipannkakor i medelhavsstil

(Färdig på cirka 20 minuter | Portioner 4)

Per portion: Kalorier: 260; Fett: 14,1g; Kolhydrater: 27,1 g; Protein: 4,6g

Ingredienser

1 kopp universalmjöl

1/2 tsk bakpulver

1/2 tsk torkad oregano

1/2 tsk torkad basilika

1/2 tsk torkad rosmarin

Havssalt och mald svartpeppar efter smak

1 ½ dl zucchini, riven

1 chiaägg

1/2 kopp rismjölk

1 tsk vitlök, hackad

2 msk salladslök, skivad

4 matskedar olivolja

Vägbeskrivning

Blanda mjöl, bakpulver och kryddor ordentligt. Blanda zucchinin, chiaägget, mjölken, vitlöken och salladslöken i en separat skål.

Tillsätt zucchiniblandningen till den torra mjölblandningen; rör om för att blandas väl.

Värm sedan upp olivoljan i en stekpanna på måttlig låga. Koka dina pannkakor i 2 till 3 minuter per sida tills de är gyllenbruna.

Smaklig måltid!

Traditionellt norskt tunnbröd (Lefse)

(Färdig på cirka 20 minuter | Portioner 7)

Per portion: Kalorier: 215; Fett: 4,5 g; Kolhydrater: 38,3 g; Protein: 5,6g

Ingredienser

3 medelstora potatisar

1/2 kopp universalmjöl

1/2 kopp besan

Havssalt, efter smak

1/4 tsk mald svartpeppar

1/2 tsk cayennepeppar

2 matskedar olivolja

Vägbeskrivning

Koka potatisen i lättsaltat vatten tills den mjuknat.

Skala och mosa potatisen och tillsätt sedan mjöl, besan och kryddor.

Dela degen i 7 lika stora bollar. Kavla ut varje boll på lite mjölad arbetsyta.

Hetta upp olivoljan i en stekpanna på medelhög värme och koka varje tunnbröd i 2 till 3 minuter. Servera omedelbart.

Smaklig måltid!

Grundläggande cashewsmör

(Färdig på cirka 20 minuter | Portioner 12)

Per portion: Kalorier: 130; Fett: 10,1 g; Kolhydrater: 6,8 g; Protein: 3,8g

Ingredienser

3 koppar råa cashewnötter

1 msk kokosolja

Vägbeskrivning

Mixa cashewnötterna tills de är malda i din matberedare eller en snabbmixer. Bearbeta dem sedan i 5 minuter till, skrapa ner sidorna och botten av skålen.

Tillsätt kokosoljan.

Kör din maskin i ytterligare 10 minuter eller tills ditt smör är helt krämigt och slätt. Njut av!

Äppel- och mandelsmörbollar

(Färdig på cirka 15 minuter | Portioner 12)

Per portion : Kalorier: 134; Fett: 2,4g; Kolhydrater: 27,6 g; Protein: 2,3g

Ingredienser

1/2 kopp mandelsmör

1 dl äppelsmör

1/3 kopp mandel

1 dl färska dadlar, urkärnade

1/2 tsk mald kanel

1/4 tsk mald kardemumma

1/2 tsk mandelextrakt

1/2 tsk romextrakt

2 ½ dl gammaldags havre

Vägbeskrivning

Lägg mandelsmöret, äppelsmöret, mandeln, dadlarna och kryddorna i skålen på din mixer eller matberedare.

Bearbeta blandningen tills du får en tjock pasta.

Rör ner havren och pulsa några gånger till för att blanda väl. Rulla blandningen till bollar och servera väl kyld.

Råblandad bärsylt

(Färdig på cirka 1 timme 5 minuter | Portioner 10)

Per portion : Kalorier: 57; Fett: 1,6 g; Kolhydrater: 10,7 g; Protein: 1,3g

Ingredienser

1/4 pund färska hallon

1/4 pund färska jordgubbar, skalade

1/4 pund färska björnbär

2 msk citronsaft, färskpressad

10 dadlar, urkärnade

3 msk chiafrön

Vägbeskrivning

Mixa alla ingredienser i din mixer eller matberedare.

Låt stå i ca 1 timme, rör om med jämna mellanrum.

Förvara din sylt i steriliserade burkar i ditt kylskåp i upp till 4 dagar. Smaklig måltid!

Grundläggande hemlagad tahini

(Färdig på cirka 10 minuter | Portioner 16)

Per portion: Kalorier: 135; Fett: 13,4g; Kolhydrater: 2,2g; Protein: 3,6g

Ingredienser

10 uns sesamfrön, skalade

3 matskedar rapsolja

1/4 tsk kosher salt

Vägbeskrivning

Rosta sesamfröna i en nonstick-panna i cirka 4 minuter, rör hela tiden. Kyl sesamfröna helt.

Överför sesamfröna till skålen på din matberedare. Bearbeta i ca 1 minut.

Tillsätt olja och salt och bearbeta i ytterligare 4 minuter, skrapa ner botten och sidorna av skålen.

Förvara din tahini i kylen i upp till 1 månad. Smaklig måltid!

Hemlagad grönsaksfond

(Färdig på cirka 55 minuter | Portioner 6)

Per portion : Kalorier: 68; Fett: 4,4g; Kolhydrater: 6,2g; Protein: 0,8g

Ingredienser

2 matskedar olivolja

1 dl lök, hackad

2 dl morötter, hackade

1 dl selleri, hackad

4 vitlöksklyftor, hackade

2 kvistar rosmarin, hackad

2 kvistar timjan, hackad

1 lager lager

1 tsk blandade pepparkorn

Havssalt, efter smak

6 dl vatten

Vägbeskrivning

Värm oljan på medelhög värme i en tjockbottnad gryta. Fräs nu grönsakerna i cirka 10 minuter, rör om med jämna mellanrum för att säkerställa jämn tillagning.

Tillsätt vitlök och kryddor och fortsätt fräsa i 1 minut eller tills det är aromatiskt.

Tillsätt vattnet, låt sjuda på värmen och låt koka i ytterligare 40 minuter.

Ställ en sil över en stor skål och klä den med ostduk. Häll fonden genom och kassera det fasta ämnet.

Smaklig måltid!

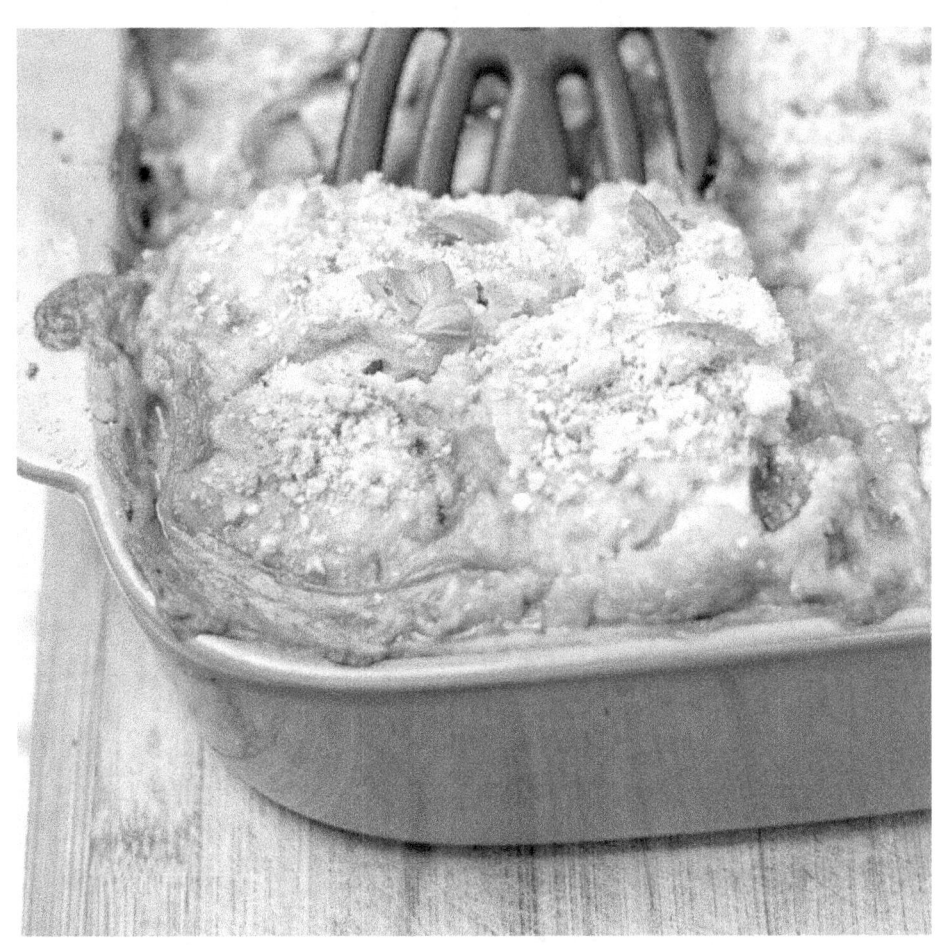

10-minuters grundläggande karamell

(Färdig på cirka 10 minuter | Portioner 10)

Per portion : Kalorier: 183; Fett: 7,7 g; Kolhydrater: 30g; Protein: 0g

Ingredienser

1/4 kopp kokosolja

1 ½ koppar strösocker

1/3 tsk grovt havssalt

1/3 kopp vatten

2 msk mandelsmör

Vägbeskrivning

Smält kokosolja och socker i en kastrull i 1 minut.

Vispa i resten av ingredienserna och fortsätt koka tills allt är helt införlivat och din karamell är djupt gyllene.

Smaklig måltid!

Nötig Choklad Fudge Spread

(Färdig på cirka 25 minuter | Portioner 16)

Per portion: Kalorier: 207; Fett: 20,4g; Kolhydrater: 5,4 g; Protein: 4,6g

Ingredienser

1 pund valnötter

1 uns kokosolja, smält

2 msk majsmjöl

4 matskedar kakaopulver

En nypa riven muskotnöt

1/3 tsk mald kanel

En nypa salt

Vägbeskrivning

Rosta valnötterna i den förvärmda ugnen vid 350 grader F i cirka 10 minuter tills dina valnötter är doftande och lätt brynt.

I din matberedare eller en snabbmixer, pulsa valnötterna tills de är malda. Bearbeta dem sedan i 5 minuter till, skrapa ner sidorna och botten av skålen; boka.

Smält kokosoljan på medelvärme. Tillsätt majsmjölet och fortsätt koka tills blandningen börjar koka.

Låt värmen sjuda, tillsätt kakaopulver, muskotnöt, kanel och salt; fortsätt koka, rör om då och då, i cirka 10 minuter.

Vänd ner de malda valnötterna, rör om och förvara i en glasburk. Njut av!

Cashew färskost

(Färdig på cirka 10 minuter | Portioner 6)

Per portion : Kalorier: 197; Fett: 14,4g; Kolhydrater: 11,4 g; Protein: 7,4g

Ingredienser

1 ½ dl cashewnötter, blötlagda över natten och avrunna

1/3 kopp vatten

1/4 tsk grovt havssalt

1/4 tsk torkad dillgräs

1/4 tsk vitlökspulver

2 msk näringsjäst

2 probiotiska kapslar

Vägbeskrivning

Bearbeta cashewnötterna och vattnet i din mixer tills de är krämiga och enhetliga.

Tillsätt salt, dill, vitlökspulver och näringsjäst; fortsätt att blanda tills allt är väl införlivat.

Häll upp blandningen i en steriliserad glasburk. Tillsätt det probiotiska pulvret och kombinera med en träslev (inte metall!)

Täck burken med en ren kökshandduk och låt den stå på köksbänken och jäsa i 24-48 timmar.

Förvara i ditt kylskåp i upp till en vecka. Smaklig måltid!

Hemlagad chokladmjölk

(Färdig på cirka 10 minuter | Portioner 4)

Per portion : Kalorier: 79; Fett: 3,1 g; Kolhydrater: 13,3 g; Protein: 1,3g

Ingredienser

4 tsk cashewsmör

4 koppar vatten

1/2 tsk vaniljpasta

4 tsk kakaopulver

8 dadlar, urkärnade

Vägbeskrivning

Lägg alla ingredienser i skålen på din snabbmixer.

Bearbeta tills den är krämig, enhetlig och slät.

Förvara i en glasflaska i ditt kylskåp i upp till 4 dagar. Njut av!

Traditionell koreansk Buchimgae

(Färdig på cirka 20 minuter | Portioner 4)

Per portion: Kalorier: 315; Fett: 19g; Kolhydrater: 26,1 g; Protein: 9,5g

Ingredienser

1/2 kopp universalmjöl

1/2 kopp kikärtsmjöl

1/2 tsk bakpulver

1 tsk vitlökspulver

1/4 tsk malen spiskummin

1/2 tsk havssalt

1 morot, putsad och riven

1 liten lök, finhackad

1 kopp Kimchi

1 grön chili, finhackad

1 linägg

1 msk bönpasta

1 kopp rismjölk

4 matskedar rapsolja

Vägbeskrivning

Blanda mjöl, bakpulver och kryddor ordentligt. I en separat skål, kombinera morot, lök, Kimchi, grön chili, linägg, bönpasta och rismjölk.

Tillsätt grönsaksblandningen till den torra mjölblandningen; rör om för att blandas väl.

Värm sedan upp oljan i en stekpanna på måttlig låga. Koka de koreanska pannkakorna i 2 till 3 minuter per sida tills de är krispiga.

Smaklig måltid!

Enkel hemlagad Nutella

(Färdig på cirka 25 minuter | Portioner 20)

Per portion : Kalorier: 187; Fett: 17,1 g; Kolhydrater: 7g; Protein: 4g

Ingredienser

3 ½ dl hasselnötter

1 tsk vaniljfrön

En nypa grovt havssalt

En nypa riven muskotnöt

1/2 tsk mald kanel

1/2 tsk mald kardemumma

1 dl mörk chokladchips

Vägbeskrivning

Rosta hasselnötterna i den förvärmda ugnen vid 350 grader F i cirka 13 minuter tills dina hasselnötter är doftande och lätt brynt.

Mixa hasselnötterna tills de är malda i din matberedare eller en snabbmixer. Bearbeta sedan blandningen i 5 minuter till, skrapa ner sidorna och botten av skålen.

Tillsätt resterande ingredienser.

Kör maskinen i ytterligare 4 till 5 minuter eller tills blandningen är helt krämig och slät. Njut av!

Läckert citronsmör

(Färdig på cirka 10 minuter | Portioner 8)

Per portion : Kalorier: 87; Fett: 3,4g; Kolhydrater: 14,6 g; Protein: 0g

Ingredienser

1/2 kopp strösocker

2 matskedar majsstärkelse

1/2 tsk citronskal, rivet

1 kopp vatten

2 matskedar färsk citronsaft

2 msk kokosolja

Vägbeskrivning

Blanda socker, majsstärkelse och citronskal i en kastrull på måttlig värme.

Rör ner vattnet och citronsaften och fortsätt koka tills blandningen har tjocknat. Värme av.

Rör ner kokosoljan. Smaklig måltid!

Mammas blåbärssylt

(Färdig på cirka 40 minuter | Portioner 20)

Per portion: Kalorier: 108; Fett: 0,1 g; Kolhydrater: 27,6 g; Protein: 0,2g

Ingredienser

1 ½ pund färska blåbär

1 pund strösocker

1 kanelstång

5-6 kryddnejlika

1 vaniljstång, delad på längden

1 citron, saftad

Vägbeskrivning

Blanda alla ingredienser i en kastrull.

Fortsätt att koka på medelvärme under konstant omrörning tills såsen har reducerats och tjocknat i cirka 30 minuter.

Ta bort från värmen. Låt din sylt sitta i 10 minuter. Häll upp i steriliserade burkar och täck med lock. Låt den svalna helt.

Smaklig måltid!

Äkta spansk tortilla

(Färdig på cirka 30 minuter | Portioner 4)

Per portion : Kalorier: 365; Fett: 13,9 g; Kolhydrater: 48,1 g; Protein: 14,5g

Ingredienser

2 matskedar olivolja

1 ½ pund rostad potatis, skalad och skivad

1 lök, hackad

Havssalt och mald svartpeppar efter smak

1/4 kopp rismjölk

8 uns tofu, pressad och avrunnen

1/2 kopp besan

2 matskedar majsstärkelse

1/2 tsk malen spiskummin

1/4 tsk mald kryddpeppar

Vägbeskrivning

Hetta upp 1 msk av olivoljan i en stekpanna. Tillsätt sedan potatis, lök, salt och svartpeppar i stekpannan.

Koka i cirka 20 minuter eller tills potatisen har mjuknat.

Blanda de återstående ingredienserna noggrant i en mixerskål. Tillsätt potatisblandningen och rör om.

Värm den återstående 1 msk av olivoljan i en stekpanna på medelhög värme. Koka din tortilla i 5 minuter per sida. Servera varm.

Smaklig måltid!

Traditionell vitryska Draniki

(Färdig på cirka 30 minuter | Portioner 4)

Per portion: Kalorier: 350; Fett: 14,4g; Kolhydrater: 45,6 g; Protein: 6,8g

Ingredienser

4 vaxartade potatisar, skalade, rivna och pressade

4 msk salladslök, hackad

1 grön chilipeppar, hackad

1 röd chilipeppar, hackad

1/3 kopp besan

1/2 tsk bakpulver

1 tsk paprika

Havssalt och röd peppar, efter smak

1/4 kopp rapsolja

2 matskedar färsk koriander, hackad

Vägbeskrivning

Blanda noggrant den rivna potatisen, salladslöken, peppar, besan, bakpulver, paprika, salt och rödpeppar.

Värm oljan i en stekpanna på måttlig värme.

Häll 1/4 kopp potatisblandning i pannan och koka din draniki tills den är gyllenbrun på båda sidor. Upprepa med resterande smet.

Servera med färsk koriander. Smaklig måltid!

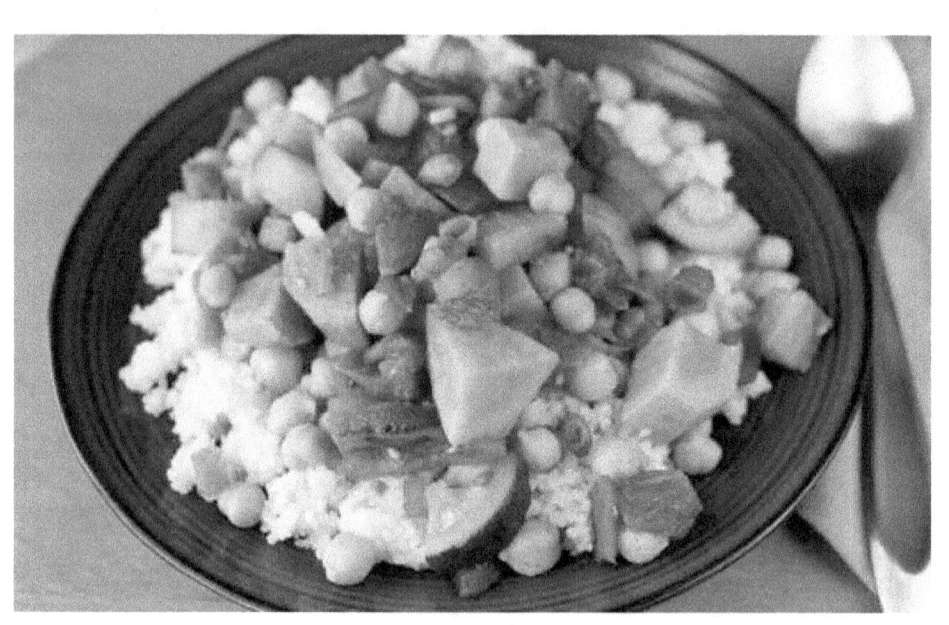

Medelhavs tomatsås

(Färdig på cirka 20 minuter | Portioner 6)

Per portion: Kalorier: 106; Fett: 6,6 g; Kolhydrater: 9,6 g; Protein: 0,8g

Ingredienser

3 matskedar olivolja

1 rödlök, hackad

3 vitlöksklyftor, krossade

4 matskedar majsstärkelse

1 burk (14 ½-ounce) tomater, krossade

1/2 tsk torkad basilika

1/2 tsk torkad oregano

1/2 tsk torkad timjan

1 tsk torkade persiljeflingor

Havssalt och svartpeppar, efter smak

Vägbeskrivning

Hetta upp olivoljan i en stor kastrull på medelhög värme. När den är varm, fräs löken och vitlöken tills den är mjuk och doftande.

Tillsätt majsstärkelsen och fortsätt koka i 1 minut till.

Lägg i de konserverade tomaterna och låt koka upp på medelhög värme; rör ner kryddorna och låt koka upp värmen.

Låt det puttra i ca 10 minuter tills allt är genomstekt.

Servera med valfria grönsaker. Smaklig måltid!

Peppar och gurka Relish

(Färdig på cirka 20 minuter + kylningstid | Portioner 10)

Per portion : Kalorier: 66; Fett: 0,3 g; Kolhydrater: 15,3 g; Protein: 1,5 g

Ingredienser

6 gurkor, hackade

1 röd paprika, kärnad och hackad

1 grön paprika, kärnad och hackad

2 msk grovt havssalt

1/2 kopp vinäger

2/3 kopp strösocker

1/2 tsk fänkålsfrön

1/4 tsk senapsfrön

1/4 tsk mald gurkmeja

1/2 tsk mald kryddpeppar

1 msk blandade pepparkorn

4 tsk majsstärkelse

Vägbeskrivning

Lägg gurka, paprika och salt i en sil över en skål; låt rinna av i några timmar. Krama ur så mycket vätska som möjligt.

Koka upp vinägern och sockret; tillsätt 1/3 tsk av havssaltet och låt det koka tills sockret har löst sig.

Tillsätt gurka-pepparblandningen och fortsätt att sjuda i 2 till 3 minuter till. Rör ner kryddorna och majsstärkelsen; fortsätt att sjuda i 1 till 2 minuter till.

Överför relishen till en skål och ställ, utan lock, i ditt kylskåp i cirka 2 timmar. Smaklig måltid!

Hemlagat mandelsmör

(Färdig på cirka 20 minuter | Portioner 20)

Per portion: Kalorier: 131; Fett: 11,3g; Kolhydrater: 4,8 g; Protein: 4,8g

Ingredienser

1 pund mandel

En nypa havssalt

En nypa riven muskotnöt

Vägbeskrivning

Rosta mandlarna i den förvärmda ugnen vid 350 grader F i cirka 9 minuter tills dina nötter är doftande och lätt brynt.

I din matberedare eller en snabbmixer, pulsera mandeln tills den är mald. Bearbeta sedan blandningen i 5 minuter till, skrapa ner sidorna och botten av skålen.

Tillsätt salt och muskotnöt.

Kör din maskin i ytterligare 10 minuter eller tills ditt smör är helt krämigt och slätt. Njut av!

Mangochutney i indisk stil

(Färdig på cirka 1 timme | Portioner 7)

Per portion : Kalorier: 273; Fett: 2,3 g; Kolhydrater: 64,3g; Protein: 2,4g

Ingredienser

5 mango, skalad och tärnad

1 gul lök, hackad

2 röda chili, hackade

3/4 kopp balsamvinäger

1 ½ koppar strösocker

1 tsk korianderfrön

1 matsked chana dal

1/2 tsk jeera

1/4 tsk gurkmejapulver

1/4 tsk Himalayasalt

1/2 dl vinbär

Vägbeskrivning

I en kastrull, lägg mango, lök, röd chili, vinäger, strösocker, korianderfrön, chana dal, jeera, gurkmejapulver och salt. Låt blandningen koka upp.

Vrid omedelbart värmen till att sjuda; fortsätt att sjuda, rör om då och då, i cirka 55 minuter, tills det mesta av vätskan har absorberats.

Ställ åt sidan för att svalna och lägg i vinbären. Förvara i ditt kylskåp i upp till 2 veckor.

Smaklig måltid!

Lätt grönsakspajeon

(Färdig på cirka 20 minuter | Portioner 4)

Per portion: Kalorier: 255; Fett: 10,6 g; Kolhydrater: 33,3 g; Protein: 6,2g

Ingredienser

1/2 kopp universalmjöl

1/2 kopp potatisstärkelse

1 tsk bakpulver

1/3 tsk Himalayasalt

1/2 dl kimchi, finhackad

4 salladslökar, hackade

1 morot, putsad och hackad

2 paprika, hackad

1 grön chilipeppar, hackad

1 dl kimchi vätska

2 matskedar olivolja

Dippsås:

2 msk sojasås

2 tsk risvinäger

1 tsk färsk ingefära, finriven

Vägbeskrivning

Blanda noggrant mjöl, potatisstärkelse, bakpulver och salt. Kombinera grönsakerna och kimchivätskan i en separat skål.

Tillsätt grönsaksblandningen till den torra mjölblandningen; rör om för att blandas väl.

Värm sedan upp oljan i en stekpanna på måttlig låga. Koka pajeonen i 2 till 3 minuter per sida tills den är knaprig.

Blanda under tiden ingredienserna till såsen. Servera din Pajeon med såsen för doppning. Smaklig måltid!

Hälsosamt chokladjordnötssmör

(Färdig på cirka 15 minuter | Portioner 20)

Per portion : Kalorier: 118; Fett: 9,2g; Kolhydrater: 6,9 g; Protein: 5,1g

Ingredienser

2 ½ dl jordnötter

1/2 tsk grovt havssalt

1/2 tsk kanelpulver

1/2 kopp kakaopulver

10 dadlar, urkärnade

Vägbeskrivning

Rosta jordnötterna i den förvärmda ugnen vid 350 grader F i cirka 7 minuter tills jordnötterna är doftande och lätt brynt.

I din matberedare eller en snabbmixer, pulsera jordnötterna tills de är malda. Bearbeta sedan blandningen i ytterligare 2 minuter, skrapa ner sidorna och botten av skålen.

Tillsätt salt, kanel, kakaopulver och dadlar.

Kör maskinen i ytterligare 2 minuter eller tills ditt smör är helt krämigt och slätt. Njut av!

Chokladvalnötspålägg

(Färdig på cirka 20 minuter | Portioner 15)

Per portion : Kalorier: 78; Fett: 4,7 g; Kolhydrater: 9g; Protein: 1,5 g

Ingredienser

1 kopp valnötter

1 tsk rent vaniljextrakt

1/2 kopp agave nektar

4 matskedar kakaopulver

En nypa mald kanel

En nypa riven muskotnöt

En nypa havssalt

4 matskedar mandelmjölk

Vägbeskrivning

Rosta valnötterna i den förvärmda ugnen vid 350 grader F i cirka 10 minuter tills de är doftande och lätt brynt.

I din matberedare eller en snabbmixer, pulsa valnötterna tills de är malda. Bearbeta sedan blandningen i 5 minuter till, skrapa ner sidorna och botten av skålen.

Tillsätt resterande ingredienser.

Kör maskinen i ytterligare 5 minuter eller tills blandningen är helt krämig och slät. Njut av!

Pecannöt och aprikossmör

(Färdig på cirka 15 minuter | Portioner 16)

Per portion : Kalorier: 163; Fett: 17g; Kolhydrater: 2,5 g; Protein: 1,4g

Ingredienser

2 ½ dl pekannötter

1/2 kopp torkade aprikoser, hackade

1/2 kopp solrosolja

1 tsk bourbonvanilj

1/4 tsk mald anis

1/2 tsk kanel

1/8 tsk riven muskotnöt

1/8 tsk salt

Vägbeskrivning

I din matberedare eller en snabbmixer, pulsera pekannötterna tills de är malda. Bearbeta sedan pekannötterna i 5 minuter till, skrapa ner sidorna och botten av skålen.

Tillsätt resterande ingredienser.

Kör maskinen i ytterligare 5 minuter eller tills blandningen är helt krämig och slät. Njut av!

Kanelplommonkonserver

(Färdig på cirka 40 minuter | Portioner 20)

Per portion : Kalorier: 223; Fett: 0,3 g; Kolhydrater: 58,1 g; Protein: 0,8g

Ingredienser

5 pund mogna plommon sköljda

2 pund strösocker

2 msk citronsaft

3 kanelstänger

Vägbeskrivning

Blanda alla ingredienser i en kastrull.

Fortsätt att koka på medelvärme under konstant omrörning tills såsen har reducerats och tjocknat i cirka 30 minuter.

Ta bort från värmen. Låt din sylt sitta i 10 minuter. Häll upp i steriliserade burkar och täck med lock. Låt den svalna helt.

Smaklig måltid!

Mellanöstern Tahini Spread

(Färdig på cirka 10 minuter | Portioner 16)

Per portion: Kalorier: 143; Fett: 13,3g; Kolhydrater: 6,2g; Protein: 3,9 g

Ingredienser

10 uns sesamfrön

3 matskedar kakaopulver

1 tsk vaniljfrön

1/4 tsk kosher salt

1/2 kopp färska dadlar, urkärnade

3 matskedar kokosolja

Vägbeskrivning

Rosta sesamfröna i en nonstick-panna i cirka 4 minuter, rör hela tiden. Kyl sesamfröna helt.

Överför sesamfröna till skålen på din matberedare. Bearbeta i ca 1 minut.

Tillsätt de återstående ingredienserna och bearbeta i ytterligare 4 minuter, skrapa ner botten och sidorna av skålen.

Förvara ditt tahinipålägg i kylen i upp till 1 månad. Smaklig måltid!

Vegansk ricottaost

(Färdig på cirka 10 minuter | Portioner 12)

Per portion : Kalorier: 74; Fett: 6,3 g; Kolhydrater: 3,3 g; Protein: 2,7g

Ingredienser

1/2 kopp råa cashewnötter, blötlagda över natten och avrunna

1/2 kopp råa solrosfrön, blötlagda över natten och avrunna

1/4 kopp vatten

1 råga matsked kokosolja, smält

1 msk limejuice, färskpressad

1 matsked vit vinäger

1/4 tsk dijonsenap

2 msk näringsjäst

1/2 tsk vitlökspulver

1/2 tsk gurkmejapulver

1/2 tsk salt

Vägbeskrivning

Bearbeta cashewnötterna, solrosfröna och vattnet i din mixer tills de blir krämiga och enhetliga.

Tillsätt resten av ingredienserna; fortsätt att blanda tills allt är väl införlivat.

Förvara i ditt kylskåp i upp till en vecka. Smaklig måltid!

Superlätt mandelmjölk

(Färdig på cirka 10 minuter | Portioner 6)

Per portion : Kalorier: 78; Fett: 6g; Kolhydrater: 4,8 g; Protein: 2,5g

Ingredienser

1 kopp rå mandel, blötlagd över natten och avrunnen

6 dl vatten

1 msk lönnsirap

En nypa riven muskotnöt

En nypa salt

En nypa mald kanel

1 tsk vaniljextrakt

Vägbeskrivning

Lägg alla ingredienser i skålen på din snabbmixer.

Bearbeta tills den är krämig, enhetlig och slät.

Sila vätskan med hjälp av en nötmjölkspåse; pressa tills all vätska har extraherats.

Förvara i en glasflaska i ditt kylskåp i upp till 4 dagar. Njut av!

Hemgjord vegansk yoghurt

(Färdig på cirka 10 minuter | Portioner 6)

Per portion : Kalorier: 141; Fett: 14,2g; Kolhydrater: 4g; Protein: 1,3g

Ingredienser

1 ½ dl fullfet kokosmjölk

1 tsk lönnsirap

En nypa grovt havssalt

2 kapslar vegansk probiotika

Vägbeskrivning

Häll upp kokosmjölken i en steriliserad glasburk. Tillsätt lönnsirap och salt.

Töm dina probiotiska kapslar och rör om med en träslev (inte metall!)

Täck burken med en ren kökshandduk och låt den stå på köksbänken och jäsa i 24-48 timmar.

Förvara i ditt kylskåp i upp till en vecka. Smaklig måltid!

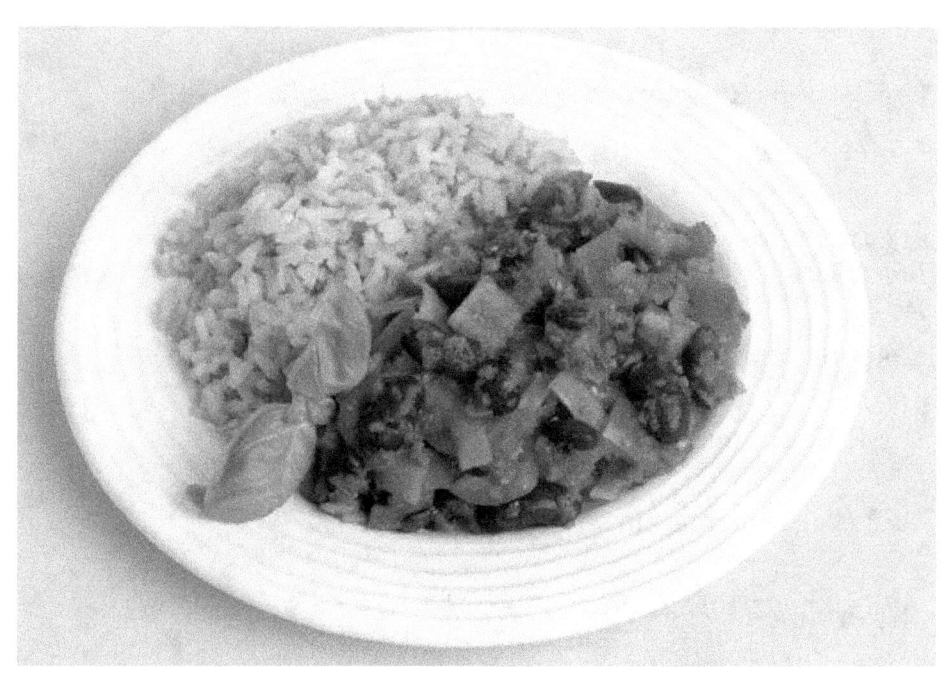

Sydasiatiska Masala Paratha

(Färdig på cirka 20 minuter | Portioner 5)

Per portion : Kalorier: 441; Fett: 30,4g; Kolhydrater: 38,1 g; Protein: 5,2g

Ingredienser

2 koppar universalmjöl

1 tsk Kala namak salt

1/2 tsk garam masala

1/2 kopp varmt vatten

1 msk rapsolja

10 matskedar kokosolja, uppmjukad

Vägbeskrivning

Blanda mjöl, salt och garam masala noggrant i en mixerskål. Gör en brunn i mjölblandningen och tillsätt gradvis vattnet och rapsoljan; blanda för att kombinera.

Knåda degen tills den bildar en kladdig boll. Låt den vila i ditt kylskåp över natten.

Dela degen i 5 lika stora bollar och rulla ut dem på en ren yta. Bred ut kokosoljan över hela parathatan och vik den på mitten. Bred ut kokosoljan över den och vik ihop den igen.

Rulla varje paratha till en cirkel cirka 8 tum i diameter.

Värm en stekpanna tills den är varm. Koka varje paratha i cirka 3 minuter eller tills det bildas bubblor på ytan. Vänd och stek på andra sidan i 3 minuter längre. Servera varm.

Traditionell svensk Raggmunk

(Färdig på cirka 30 minuter | Portioner 5)

Per portion: Kalorier: 356; Fett: 22,1g; Kolhydrater: 36,5 g; Protein: 4,3g

Ingredienser

1 ½ pund vaxartad potatis, skalad, riven och pressad

3 msk schalottenlök, hackad

2 chiaägg

1/2 kopp universalmjöl

1 tsk bakpulver

Havssalt och mald svart, för att smaksätta

1 tsk cayennepeppar

1/2 kopp rapsolja

6 matskedar äppelmos

Vägbeskrivning

Blanda noggrant riven potatis, schalottenlök, chiaägg, mjöl, bakpulver, salt, svartpeppar och cayennepeppar.

Värm oljan i en stekpanna på måttlig värme.

Häll 1/4 kopp av potatisblandningen i pannan och koka potatiskakorna i cirka 5 minuter per sida. Upprepa med resterande smet.

Servera med äppelmos och njut!

Buffelsås med öl

(Färdig på cirka 30 minuter | Portioner 5)

Per portion : Kalorier: 222; Fett: 16,8g; Kolhydrater: 11,2g; Protein: 7,3g

Ingredienser

3 matskedar olivolja

1 liten rödlök, hackad

1 tsk vitlök, hackad

1/3 kopp fullkornsmjöl

3 dl grönsaksbuljong

1/2 tsk torkad rosmarin

1/2 tsk torkad oregano

1/2 tsk torkade persiljeflingor

1/2 tsk torkad salvia

1 tsk varm paprika

Havssalt och nyknäckta svartpeppar, efter smak

1 kopp öl

Vägbeskrivning

Hetta upp olivoljan i en stor kastrull på medelhög värme. När den är varm, fräs löken och vitlöken tills den är mjuk och doftande.

Tillsätt mjölet och fortsätt koka i 1 minut till.

Häll i grönsaksbuljongen och låt koka upp på medelhög värme; rör ner kryddorna och låt koka upp värmen.

Häll i ölen och låt puttra, delvis övertäckt, i cirka 10 minuter tills allt är genomstekt.

Servera med potatismos eller blomkål. Smaklig måltid!

Kryddig koriander och mintchutney

(Färdig på cirka 10 minuter | Portioner 9)

Per portion: Kalorier: 15; Fett: 0g; Kolhydrater: 0,9 g; Protein: 0,1g

Ingredienser

1 ½ knippe färsk koriander

6 matskedar salladslök, skivad

3 msk färska myntablad

2 jalapenopeppar, kärnade

1/2 tsk kosher salt

2 msk färsk limejuice

1/3 kopp vatten

Vägbeskrivning

Lägg alla ingredienser i skålen på din mixer eller matberedare.

Blanda sedan ingredienserna tills önskad konsistens har uppnåtts.

Smaklig måltid!

Kanel Mandelsmör

Klar på cirka 30 minuter | Portioner 16)

Per portion : Kalorier: 118; Fett: 8,9 g; Kolhydrater: 7,5 g; Protein: 3,8g

Ingredienser

2 dl mandel

1 msk kanel, mald

1 tsk rent vaniljextrakt

3 matskedar agavesirap

En nypa havssalt

En nypa riven muskotnöt

Vägbeskrivning

Rosta mandlarna i den förvärmda ugnen vid 350 grader F i cirka 9 minuter tills dina nötter är doftande och lätt brynt.

I din matberedare eller en snabbmixer, pulsera mandeln tills den är mald. Bearbeta sedan blandningen i 10 minuter till, skrapa ner sidorna och botten av skålen.

Tillsätt kanel, vanilj, agavesirap, salt och muskotnöt.

Kör din maskin i ytterligare 10 minuter eller tills ditt smör är helt krämigt och slätt. Njut av!

Rainbow grönsakspannkakor

(Färdig på cirka 20 minuter | Portioner 4)

Per portion : Kalorier: 222; Fett: 4,9 g; Kolhydrater: 38,1 g; Protein: 7,5 g

Ingredienser

1 kopp universalmjöl

1 tsk bakpulver

Havssalt och mald svartpeppar efter smak

1 tsk paprika

1 dl zucchini, riven

1 dl knappsvamp, hackad

2 medelstora morötter, putsade och rivna

1 rödlök, finhackad

1 vitlöksklyfta, finhackad

1 dl spenat, riven i bitar

1/4 kopp vatten

1 tsk varm sås

2 chiaägg

Vägbeskrivning

Blanda noggrant mjöl, bakpulver, salt, svartpeppar och paprika. Blanda grönsakerna och vattnet i en separat skål.

Tillsätt den varma såsen och chiaäggen och blanda ihop väl. Tillsätt grönsaksblandningen till den torra mjölblandningen; rör om för att blandas väl.

Värm sedan upp oljan i en stekpanna på måttlig låga. Koka pannkakorna i 2 till 3 minuter per sida tills de är krispiga och gyllenbruna.

Smaklig måltid!

Trädgårdstomatrelish

(Färdig på cirka 10 minuter + kylningstid | Portioner 10)

Per portion : Kalorier: 208; Fett: 21,8g; Kolhydrater: 3,5 g; Protein: 0,7g

Ingredienser

1 pund tomater, hackade

1 rödlök, hackad

1 vitlöksklyfta, finhackad

1 kopp extra virgin olivolja

2 msk kapris

1 tsk chilipulver

1 msk currypulver

2 msk koriander, hackad

2 msk maltvinäger

Vägbeskrivning

Blanda tomaterna, löken, vitlöken och olivoljan noggrant. Grilla i ca 8 minuter.

Tillsätt resten av ingredienserna och rör om så att det blandas väl.

Överför relishen till en skål och ställ, utan lock, i ditt kylskåp i cirka 2 timmar. Smaklig måltid!

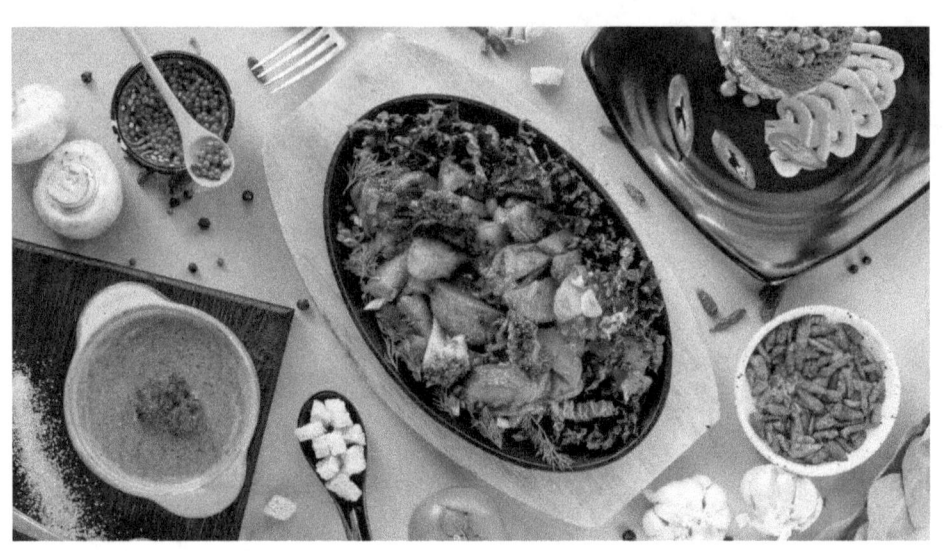

Knasigt jordnötssmör

(Färdig på cirka 10 minuter | Portioner 20)

Per portion: Kalorier: 114; Fett: 9g; Kolhydrater: 5,6 g; Protein: 4,8g

Ingredienser

2 ½ dl jordnötter

1/2 tsk grovt havssalt

1/2 tsk kanelpulver

10 dadlar, urkärnade

Vägbeskrivning

Rosta jordnötterna i den förvärmda ugnen vid 350 grader F i cirka 7 minuter tills jordnötterna är doftande och lätt brynt.

I din matberedare eller en snabbmixer, pulsera jordnötterna tills de är malda. Spara för cirka 1/2 kopp av blandningen.

Bearbeta sedan blandningen i ytterligare 2 minuter, skrapa ner sidorna och botten av skålen.

Tillsätt salt, kanel och dadlar.

Kör maskinen i ytterligare 2 minuter eller tills smöret är slätt. Lägg i de reserverade jordnötterna och rör om med en sked. Njut av!

Lätt apelsinsmör

(Färdig på cirka 10 minuter | Portioner 7)

Per portion: Kalorier: 140; Fett: 13,6 g; Kolhydrater: 6,3 g; Protein: 0g

Ingredienser

2 matskedar strösocker

2 matskedar majsstärkelse

1 tsk apelsinskal

1 tsk färsk ingefära, skalad och finhackad

2 msk apelsinjuice

1/2 kopp vatten

En nypa riven muskotnöt

En nypa rivet koshersalt

7 matskedar kokosolja, uppmjukad

Vägbeskrivning

Blanda socker, majsstärkelse, apelsinskal och ingefära i en kastrull på måttlig värme.

Rör ner apelsinjuice, vatten, muskotnöt och salt; fortsätt koka tills blandningen har tjocknat. Värme av.

Rör ner kokosoljan. Smaklig måltid!

Kikärtsträdgårdsgrönsaksmedley

(Färdig på cirka 30 minuter | Portioner 4)

Per portion : Kalorier: 369; Fett: 18,1 g; Kolhydrater: 43,5 g; Protein: 13,2g

Ingredienser

2 matskedar olivolja

1 lök, finhackad

1 paprika, hackad

1 fänkålslök, hackad

3 vitlöksklyftor, hackade

2 mogna tomater, mosade

2 msk färsk persilja, grovt hackad

2 msk färsk basilika, grovt hackad

2 msk färsk koriander, grovt hackad

2 dl grönsaksbuljong

14 uns konserverade kikärter, avrunna

Kosher salt och mald svartpeppar, efter smak

1/2 tsk cayennepeppar

1 tsk paprika

1 avokado, skalad och skivad

Vägbeskrivning

Värm olivoljan på medelvärme i en tjockbottnad gryta. När den är varm, fräs löken, paprikan och fänkålslöken i cirka 4 minuter.

Fräs vitlöken i cirka 1 minut eller tills den är aromatisk.

Tillsätt tomater, färska örter, buljong, kikärter, salt, svartpeppar, cayennepeppar och paprika. Låt det puttra, rör om då och då, i cirka 20 minuter eller tills det är genomstekt.

Smaka av och justera kryddorna. Servera garnerad med skivorna av den färska avokadon. Smaklig måltid!

Varm böndoppsås

(Färdig på cirka 30 minuter | Portioner 10)

Per portion: Kalorier: 175; Fett: 4,7 g; Kolhydrater: 24,9 g; Protein: 8,8g

Ingredienser

2 (15-ounce) burkar Great Northern beans, avrunna

2 matskedar olivolja

2 msk Srirachasås

2 msk näringsjäst

4 uns vegansk färskost

1/2 tsk paprika

1/2 tsk cayennepeppar

1/2 tsk malen spiskummin

Havssalt och mald svartpeppar efter smak

4 uns tortillachips

Vägbeskrivning

Börja med att förvärma ugnen till 360 grader F.

Pulsera alla ingredienser, förutom tortillachipsen, i din matberedare tills önskad konsistens uppnås.

Grädda din dipp i den förvärmda ugnen i cirka 25 minuter eller tills den är varm.

Servera med tortillachips och njut!

www.ingramcontent.com/pod-product-compliance
Lightning Source LLC
Chambersburg PA
CBHW050021130526
44590CB00042B/1170